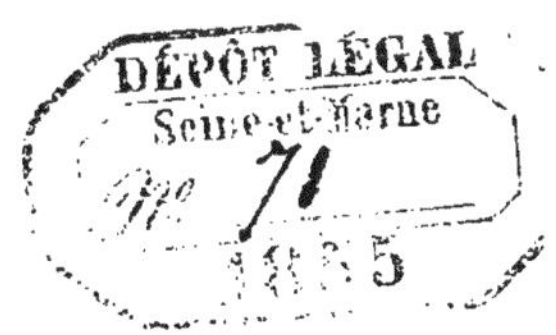

ANESTHÉSIE OBSTÉTRICALE.

DE L'EMPLOI
DU CHLOROFORME
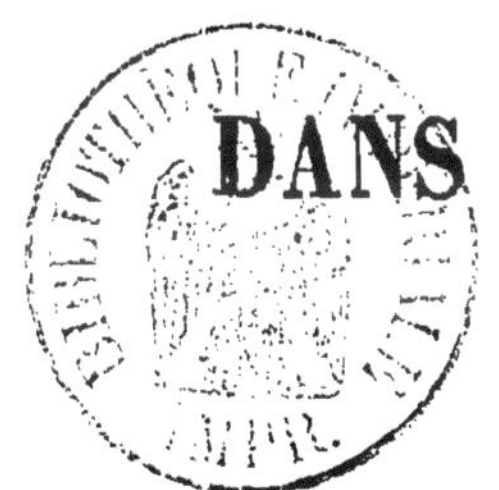
DANS L'ACCOUCHEMENT
naturel simple,

Par P.-C.-X. HOUZELOT,

Docteur en médecine de la Faculté de Paris, Chirurgien de l'hôpital général de Meaux, Membre correspondant de la Société de chirurgie de Paris, ancien Interne des hôpitaux civils de Paris, Membre du Jury médical de Seine-et-Marne, etc.,

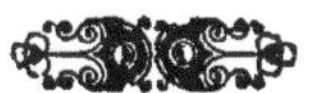

MEAUX. — IMPRIMERIE A. CARRO.

1854.

En faisant insérer dans ses Mémoires notre travail sur l'anesthésie obsétricale par le chloroforme, la Société de chirurgie a, par le fait et implicitement, appelé sur lui l'attention du corps médical ; le reproduire, c'est rendre hommage à ce corps savant qui, jeune encore, a su déjà se placer si haut dans l'estime de tous ; c'est aussi montrer ouverte à nos coufrères une voie que bien peu, du moins en France, ont osé tenter jusqu'à ce jour.

S'étonnera-t-on que nous ne tenions compte, aujourd'hui, ni du rapport si remarquable de M. Robert à la Société de chirurgie, sur l'Anesthésie chirurgicale, ni de la polémique moins retentissante à bon droit, qui a eu lieu dans la même enceinte à propos de ce Mémoire, nous dirons que, pour nous, la question tout entière est réservée.

Par ce que nous avons fait, montrer ce que l'on peut faire, voilà notre but ; vienne de nouveau la discussion, les faits ne manqueront pas.

Meaux, 1er décembre 1844.

ANESTHÉSIE OBSTÉTRICALE.

DE L'EMPLOI DU CHLOROFORME

DANS L'ACCOUCHEMENT

naturel simple.

Au silence qui se fait, en France du moins, sur l'anesthésie appliquée à l'accouchement naturel simple, il semblerait que tout a été dit à ce sujet, qu'il n'y a plus rien à faire; en un mot, que l'expérience a prononcé : en est-il véritablement ainsi ? Nous ne le pensons pas; la question, selon nous, a été posée seulement, mais non pas résolue. Si la science admet, avec restriction toutefois, l'emploi du chloroforme en obstétrique, la pratique n'a pas, jusqu'à ce jour, sanctionné son application dans l'accouchement naturel simple, et les bienfaits de l'anesthésie, en ce cas, n'ont pas encore été vulgarisés chez nous.

Aujourd'hui, nous venons apporter à la question, des faits qui nous paraissent mériter l'attention du corps médical. Ces faits ne sont pas nouveaux sans doute, ils ne disent, à peu de choses près, rien qui n'ait été déjà dit, et n'ont de valeur peut-être, que parce qu'ils constatent la réalité de ce qui a été publié à l'étranger sur ce point de doctrine obstétricale. La question, dans notre pays, a été prématurément jugée; c'est à peine si depuis quatre ans elle a fait un pas; cependant tous les jours, au delà des mers, les faits s'accumulent, qui protestent contre l'arrêt que nous avons prononcé, sans examen pour ainsi dire.

En France, comme partout ailleurs, appliquée à l'accouchement laborieux, l'anesthésie est admise généralement et sans conteste; elle subit à cet égard les règles posées à l'application du chloroforme dans les opérations chirurgicales; nous ne nous en occuperons pas : l'anesthésie dans l'accouchement naturel simple, fera seule l'objet spécial de notre travail.

Lors de l'avénement de l'éther et du chloroforme, en 1847 et en 1848, on comprend la réserve qu'ont dû s'imposer les hommes dont, à juste titre, l'opinion fait loi dans la science obstétricale; il avaient à se prémunir, à prémunir les autres contre l'engouement, contre l'entraînement de la nouveauté; ne pas se prononcer prématurément, étudier, avant tout, un agent plein de dangers, tel était leur devoir envers eux-mêmes, envers la profession et la société; ce devoir a été rempli à cette époque; depuis qu'a-t-on fait?

Malheureusement, et il faut savoir en convenir, ce que nous recevions de l'étranger à cet égard, n'avait rien de suffisamment précis, manquait surtout de ce caractère pratique, qui forme la conviction, et consistait plutôt en assertions, qu'en faits; encore ces assertions, non moins excessives au fond qu'excentriques en la forme, ne s'accordaient-elles guère avec ce qu'on observait chez nous, où l'esprit est moins aventureux! Tout concourait donc à nous mettre en garde contre ce qui venait de loin; faut-il alors s'étonner si les impressions reçues à cette époque ont dicté la règle qui régit encore aujourd'hui l'opinion médicale en France, au sujet de l'anesthésie dans l'accouchement naturel simple? On s'en est tenu aux cas observés alors qu'on savait peu de chose du mode d'action des anesthésiques, de leurs divers degrés, et des faits physiologiques inhérents à chacun de ces degrés.

De 1848 à 1850, les faits relatifs à cette question sont en petit nombre ; depuis, épars dans nos publications scientifiques, quelques-uns sont venus s'ajouter à ceux primitivement recueillis. Bouisson, professeur à la Faculté de médecine de Montpellier, a publié en 1850 un ouvrage *ex professo* sur l'anesthésie en général ; il y consacre un chapitre entier à l'anesthésie obstétricale, et pose contre elle dans l'accouchement naturel simple, des conclusions sur lesquelles nous reviendrons plus tard; M. Chailly-Honoré, dans la dernière édition (1853) de son *Traité des accouchements*, examine longuement la question, et la résout comme Bouisson ; en application cependant il va plus loin que lui. Ces auteurs sont les seuls qui aient écrit sur la matière d'une manière un peu étendue ; d'autres ont seulement touché quelques points isolés, nous aurons à nous en occuper dans le cours de ce travail.

Chose singulière et digne de remarque, les hommes, même les plus compétents, qui se sont occupés de l'anesthésie obstétricale, ont effleuré la question que j'aborde aujourd'hui; tous rapportent des faits qui auraient dû la faire résoudre affirmativement, et tous, au moment de conclure, se prononcent pour la négative. Abstraction faite des cas observés à l'étranger, les faits à l'aide desquels, en France, on a combattu l'anesthésie dans l'accouchement naturel simple, non-seulement établissent la possibilité de l'employer, mais témoignent encore de son innocuité et de ses avantages. M. Chailly, dont l'ouvrage est le plus récent, semble abandonner avec regret une pratique qu'il n'ose pas conseiller néanmoins; il défend l'anesthésie obstétricale contre les préventions du public et le mauvais vouloir médical ; dans ce but, il signale avec soin les accidents imprévus qui peuvent se présenter dans les accouchements, et qu'on imputerait à tort au chloroforme ; lorsque enfin il condamne l'anesthésie dans l'accouchement naturel simple, on dirait presque qu'il va conclure en sa faveur.

La même inconséquence entre les prémisses et les conclusions s'observe chez Bouisson, plus explicite au reste pour la négative ; soit que la crainte de blesser certaines idées religieuses, soit encore que l'appréhension de voir confier indistinctement à tous les praticiens, un agent aussi dangereux, en ait été la cause. Son livre, dans lequel il traite théoriquement et d'une manière complète la question qui nous occupe, nous servira de guide dans la discussion.

Comment ce point de doctrine obstétricale, qu'il importait cependant de fixer, ne serait-il pas, pour ainsi dire, resté dans l'oubli ? Dans les grands centres scientifiques, les maîtres eux-mêmes se sont à peine arrêtés à la question ; aussi en province, dans l'accouchement naturel simple, l'anesthésie est-elle complétement ignorée, à l'état de mythe, si je puis m'exprimer ainsi : on sait en général que les étrangers, Simpson particulièrement en Angleterre, préconisent et emploient le chloroforme en pareil cas ; voilà tout.

Que de choses, avant que les faits ne viennent élucider la question ! D'une part, les appréhensions légitimes du public, ses préventions, justifiées, il faut en convenir, par les accidents qui n'ont que trop marqué l'emploi chirurgical du chloroforme, confondu dans ses effets, à tort, et par défaut de savoir, avec l'anesthésie obstétricale ; de l'autre, l'opinion négative du corps médical en l'espèce, puis l'inconnu, les inconvénients possibles de l'anesthésie, et enfin, le mauvais vouloir professionnel. Soutenu par la réflexion et l'étude, aidé de l'emploi fréquent du chloroforme en chirurgie, mu surtout par un vif désir d'être utile, et non par un vain amour d'expérimentation, nous avons surmonté nos hésitations : fort aujourd'hui d'une expérience qui nous est personnelle, nous venons demander jugement à nouveau.

Nous n'acceptons pas, pour la femme en parturition, les promesses dont *Simpson* emprunte à Shakespeare la séduisante expression, ni les délices élyséens que *Forbes* lui fait entrevoir, pas même la béatitude dont notre confrère de Dublin, *Beatty*, la berce en espérance ; mais nous tenant dans la stricte réalité pratique, nous affirmons « qu'employé dans une certaine mesure

» pendant l'accouchement naturel simple, le chloroforme procure » à la mère un soulagement notable, qui, sans danger pour elle » ni pour son enfant, va jusqu'à lui ôter la perception de la dou- » leur, mais non jusqu'à l'abolition de la sensibilité : la femme » sent, elle sait qu'elle a une contraction utérine, elle la seconde » par l'effort des muscles volontaires; *elle a une douleur, mais* » *ne souffre pas* (c'est ainsi que les femmes s'expriment d'ordi- » naire) ; elle conserve la notion de ce qui se passe autour d'elle, » voit, entend, parle, *n'est nullement endormie comme on le* » *croit généralement à tort;* le travail n'est pas interrompu, la » mère qui, sans souffrir, a parfaitement conscience de ce qui se » passe en elle, ne redoutant plus la douleur, seconde plus libre- » ment, partant avec plus d'efficacité, les contractions d'ordinaire » si pénibles, indifférentes aujourd'hui, qui doivent amener sa » délivrance. »

Ce que nous venons d'avancer n'a rien de nouveau, rien d'insolite, d'autres l'ont dit avant nous ; tous ceux qui ont écrit sur l'anesthésie obstétricale l'admettent ; tous néanmoins la repoussent de l'accouchement naturel simple ; d'où vient cette contradiction ?

Examinons les opinions émises à ce sujet ; voyons si des faits dont elles s'étayent, il ne devrait pas sortir des conclusions autres que celles posées en 1847, 1848 et 1850. Interrogeant ensuite les publications à l'étranger cherchons la vérité pratique jusque dans l'excessiveté même des propositions qu'elles renferment ; puis enfin, à l'aide de nos observations personnelles, tâchons d'établir les principes d'après lesquels l'anesthésie peut être utilement pratiquée sans danger pour la mère et pour l'enfant, dans l'accouchement naturel simple.

De l'aveu même de ceux qui, dans ce cas, repoussent l'anesthésie, les accidents qui, d'ordinaire, compliquent les accouchements, ne se sont pas présentés plus souvent, depuis que le chloroforme est employé ; en 1849, sur 1519 accouchements faits par lui, Simpson, qui, en anesthésie, va plus loin que nous, n'avait pas rencontré d'accidents qui pussent légitimement être attribués à cet agent; le rapport de l'association médicale américaine (1850) cite 2,000 accouchements dans lesquels le chloroforme n'a amené aucun accident; l'expérience depuis n'a pas confirmé les appréhensions de la théorie, au sujet de ceux qu'on croyait devoir le plus redouter. Ces accidents sont *immédiats* ou *consécutifs*, ces derniers relatifs à la mère et l'enfant.

ACCIDENTS IMMÉDIATS. — 1° *Hémorrhagie utérine.* — Aucun fait n'a été rapporté dont on puisse en réalité charger le compte de l'anesthésie; quant à nous, l'écoulement lochial ne nous a pas même paru modifié en plus ou en moins.

2° *Éclampsie.* — On s'appuie sur un fait de Wood, dans leqnel l'éclampsie avait coïncidé avec l'emploi du chloroforme ; mais ce fait,s'il est seul, en admettant môme qu'il doive être attribué à l'anesthésie, n'a que la valeur d'une exception. Paul Dubois a observé chez la mère un raptus du sang plus considérable vers le cerveau ; mais ce transport du sang à la tête ne s'observe-t-il pas toujours plus ou moins, selon les individus? N'est-il pas dû le plus souvent aux efforts exagérés que l'erreur ou l'excès de la douleur font faire à la mère? La respiration, momentanément suspendue, ne suffit-elle pas pour expliquer la congestion cérébrale? Est-on véritablement fondé à signaler le fait comme provenant de l'anesthésie? D'ailleurs cite-t-on des accidents, quoique l'assertion de Paul Dubois, dont on s'étaie, date de 1848? M. Chailly proscrit d'une manière absolue le chloroforme dans l'éclampsie ; cependant les faits de Gros et Riquet sont explicites et démontrent que l'anesthésie a pu calmer, guérir même l'éclampsie; pour nous il y a doute au moins, et, le cas échéant, nous n'hésiterions pas à recourir au chloroforme.

3° *Déchirure du périnée.* — Cette fois encore une seule observation, par Villeneuve (de Marseille), sert de base à l'objection. La déchirure du périnée a-t-elle donc été jusqu'ici chose si rare, qu'en présence de tant de faits contraires, on soit fondé à s'appuyer sur un seul? Les expériences de Longet, confirmées par l'observation, établissent d'une manière péremptoire que la resistance des muscles du plancher périnéal est momentanément suspendue par l'anesthésie, dont l'effet, P. Dubois et Chailly le reconnaissent, est d'empêcher la déchirure du périnée; notre pratique nous a montré qu'il en était ainsi.

4° *Inertie de la matrice.* — Nous avons déjà dit qu'à l'époque où, pour la première fois, l'anesthésie se produisit dans le monde scientifique, on n'avait pas encore étudié ses divers degrés et leurs effets physiologiques. La résolution étant alors la seule expression par laquelle l'anesthésie se traduisît et fût appréciée, doit-on s'étonner que l'on ait pu craindre de voir l'action utérine s'arrêter sous l'influence des anesthésiques! En 1847, Bouvier cite un cas, Siebold plusieurs, dans lesquels il leur a paru que cela avait eu lieu; Denham (1848) dit que sur 15 accouchements naturels, 7 ont eu lieu sans douleur, mais que la parturition a été prolongée. Par contre, un fait de Stolz démontre que l'excitabilité de l'ultérus a été accrue par l'anesthésie; Simpson, Dubois, Beatty, Chailly et d'autres encore, parmi lesquels nous nous plaçons, reconnaissent ce qui existe en réalité, c'est-à-dire que la contraction de la matrice et des muscles abdominaux persiste, lorsque l'anesthésie n'est pas portée au delà d'un certain point. — Tous ces faits pratiques, contradictoires en apparence, ne le sont toutefois que pour ceux qui ne se sont pas bien rendu compte des phénomènes propres aux divers degrés de l'anesthésie; tâchons d'expliquer ce qui s'est passé.

Il y a eu excitation de la matrice (Stolz), c'est le premier degré, dans lequel l'anesthésie incomplète stimule l'organisme. Que de fois, à ce degré dans les opérations chirurgicales, n'a-t-on pas vu des mouvements énergiques, désordonnés, se produire, la sensibilité étant à peine atténuée : en chirurgie, en obstétrique, les phénomènes sont identiques.

La sensibilité est plus ou moins affaiblie, la contraction de la matrice et des muscles abdominaux persiste, c'est le deuxième degré (obstétrico-chirurgical), celui auquel se rapportent les opinions émises par Simpson, Beatty, P. Dubois, Chailly, en obstétrique ; Baudens, Hervez de Chégoin et nous en chirurgie ; C'est là que nous nous arrêtons.

Enfin l'inertie de la matrice arrive, c'est le troisième degré : la résolution a lieu et vient expliquer les faits de Denham, Bouvier et Siebold ; c'est le degré chirurgical généralement accepté jusqu'ici.

Ces divisions établies ici d'une manière tranchée, se confondent souvent dans la pratique ; elles n'en rendent pas moins exactement compte de ce qui se passe dans les différentes phases de l'anesthésie.

Nous n'osons pas dire encore, contrairement à tout ce que l'on pense de l'anesthésie, qu'elle est au premier degré un excitant général qui, réfléchissant son action sur l'utérus, peut solliciter d'abord, accélérer ensuite la parturition ; quelques faits tendent à l'établir pour nous : (voir l'observation n° 12). Beatty, dans son premier Mémoire en 1848, dit que l'anesthésie peut affaiblir, et affaiblit les contractions de l'utérus, il conseille en conséquence l'administration simultanée de l'ergot et du chloroforme ; mieux éclairé sans doute dans sa seconde publication, postérieure de deux ans, il ne parle plus de l'ergot, et se sert uniquement du chloroforme. L'avenir jugera la question ; toujours est-il que dans notre pratique, rien jusqu'ici ne nous a démontré que l'anesthésie ait ralenti le travail de la parturition ; toutes les fois que nous avons employé le chloroforme, l'accouchement s'est terminé dans un délai très court, à partir du moment où il a été appliqué.

ACCIDENTS ÉLOIGNÉS. — L'anesthésie peut avoir, a-t-on dit, une influence fâcheuse sur la mère et sur l'enfant, relativement aux conséquences prochaines ou éloignées de l'accouchement, après sa terminaison : ici encore la pratique a fait défaut à la théorie. Dans ses expériences sur les animaux, M. Amussat établit que l'enfant est engourdi, si la mère est anesthésiée ; de là l'induction que l'anesthésie ne saurait être sans inconvénients portée à un certain degré, ni prolongée au delà d'un certain terme ; qui le conteste? Tous ceux qui, dans l'accouchement naturel simple, emploient le chloroforme, Simpson, Beatty, Duncan, Morris, etc., etc., sont d'accord sur ce point ; d'ailleurs, depuis que l'anesthésie est mise en usage, en pareil cas, il n'y a pas eu, proportion gardée, pour la mère ou l'enfant, au moment de la naissance, ou quelques jours après, plus d'accidents, qu'on puisse légitimement lui attribuer. Ne disons-nous pas que, dans l'accouchement naturel simple, l'anesthésie ne doit pas dépasser le deuxième degré, qu'elle doit être progressive? Encore est-elle intermittente comme la douleur! On le voit, la pratique a prévu l'objection tirée des expériences de M. Amussat. Rien donc n'établit que le chloroforme soit préjudiciable au nouveau-né ; Paul Dubois, Chailly, Bouisson ne le disent pas; Paul Dubois, a observé seulement que le pouls de l'enfant à sa naissance, qui d'ordinaire bat de 130 à 140, marquait, sous l'inflence de l'anesthésie, de 160 à 170; pour nous, il n'a jamais été au delà de 160 : il y a là une influence évidente, que nous-même avons pu constater, mais cette influence est-elle nuisible? Les faits répondent. L'anesthésie a-t-elle sur la mère, relativement aux suites prochaines ou éloignées de la couche, un effet fâcheux quelconque? Rien ne le prouve; dès 1847, Roux de Toulon disait que les suites des couches ne recevaient de l'anesthésie aucune modification sensible, quant à la sécrétion du lait et à l'allaitement en lui-même ; qu'elle n'avait d'autre résultat que de faire tenir à la nature un langage qui n'était pas le sien. Notre pratique vient à l'appui de cette opinion, et nous reconnaissons, avec Simpson, Beatty et autres, que la femme qui n'a pas souffert pendant l'accouchement, se trouve, après la couche moins fatiguée, plus calme, plus fraîche, n'a pas communément de coliques, et se rétablit plus promptement.

Si nous avons réellement refuté les objections adressées à l'anesthésie, dans l'accouchement naturel simple, quel argument restera-t-il donc à ceux qui la repoussent, en ce cas, d'une manière absolue ? La *douleur*, considérée comme un élément nécessaire de la parturition, qu'on ne peut supprimer, disent-ils, sans porter atteinte aux droits de la nature, et sans compromettre cet acte en lui-même ! Examinons cet argument.

Et d'abord, les adversaires de l'anesthésie, dans l'accouchement naturel simple, l'admettent cependant, alors que la douleur est excessive, et se prolonge ; hors de ce cas, selon eux, et selon Bouisson particulièrement, la douleur normale est nécessaire ; intentionnelle de la part du créateur, elle est là comme pour avertir la femme en parturition, et solliciter sa coopération à l'acte le plus solennel de l'existence. Nous n'entrerons pas à leur suite dans des considérations d'un ordre moral aussi élevé ; nous nous bornerons à dire que dans l'espèce, la douleur est pour nous un fait purement physiologique, qu'on a le droit de modifier, tout aussi bien en obstétrique qu'en chirurgie. Ce qui est loisible dans le dernier cas, cessera-t-il de l'être dans l'autre, dès qu'il s'agira de la femme en travail ? Pourquoi refuser à la mère qui souffre le droit de se soustraire à la douleur ? C'est, on en conviendra, singulièrement interpréter la volonté de Dieu !

Si, d'ordinaire, le danger lié à la parturition naturelle et simple, est presque nul, s'ensuit-il que la douleur, même la plus minime, ne puisse avoir dans l'économie un retentissement fâcheux ? Est-il toujours permis de dire que chez la femme bien portante, après quelques heures de douleurs assez vives, mais très supportables, le fœtus est expulsé, et tout rentre dans l'ordre ? Non, sans doute, et la douleur dont la femme en travail est l'image vivante, le constate assez ; image poignante que l'homme doit pouvoir effacer sans offenser le Créateur.

Il semblerait, à entendre les apôtres de la douleur, qu'elle soit un fait immatériel qui, dans des circonstances données, se produit indépendamment des organes dans lesquels il se passe : ce n'est pas ainsi que le physiologiste peut considérer les choses ; pour lui, la matrice, organe devenu musculeux quand la grossesse est à son terme, se contracte, soit que la distention qu'elle éprouve de la poche des eaux l'y sollicite, soit qu'au moment déterminé, le fœtus, en raison de son volume ou de son poids, agisse, stimulus direct, sur la face interne de l'utérus, comme la lumière sur la rétine, soit encore que le sang qui afflue de plus en plus vers la matrice, à mesure que la grossesse avance, arrivé à cet organe, dans les proportions nécessaires, mette en jeu l'irritabilité musculaire, placée, on le sait, sous l'influence du système sanguin. L'utérus se contracte donc, la douleur apparaît; elle n'est pas préexistante, mais bien consécutive au fait dont elle dépend; elle n'est pas nécessaire, puisque l'acte, dont elle est un phénomène, n'est pas entravé par son absence.

Nous avons dit en commençant, pourquoi tout d'abord, en 1847 et 1848, l'anesthésie avait été repoussée de l'obstétrique dans l'accouchement naturel simple; la résolution, à cette époque, était le seul phénomène sensible apprécié, par lequel elle se manifestât. Aujourd'hui mieux étudiée, mieux connue, l'anesthésie, avant que la résolution ait lieu, offre à l'observateur attentif plusieurs degrés bien distincts, parmi lesquels il en est un démontré par la pratique, qui nous intéresse particulièrement, et que nous appelons le degré obstétrical.

M. Baudens combat avec raison l'opinion qui veut que, dans les opérations chirurgicales, pour obtenir de l'anesthésie tout ce qu'on en attend, on aille jusqu'à la résolution; avec non moins de raison encore, il pose en principe que le chirurgien doit se borner à éteindre la sensibilité, sans aller au delà. Effrayé, comme lui, du peu d'intervalle qui sépare la résolution de la mort, depuis surtout un accident qui, en 1849, faillit nous arriver à l'hôpital de Meaux, dans une amputation susmalléolaire, nous avons toujours à partir de ce moment, il y a de cela quatre ans, mis en pratique la règle que cet habile chirurgien vient de formuler, et qui restera, nous l'espérons, grâce à l'autorité de son nom. En pareil cas, l'opéré dût-il sentir quelque chose, n'a-t-on pas assez fait pour lui, en diminuant la douleur des quatre cinquièmes? C'est tout ce qu'on peut se permettre; demander davantage à l'anesthésie, c'est témérité. Pour nous, nous ne promettons jamais plus à nos malades, et ne tentons rien au delà. Un des praticiens de Paris les plus recommandables, M. Hervez de Chégoin, nous paraît avoir envisagé l'emploi chirurgical du chloroforme au véritable point de vue pratique, lorsqu'il termine ainsi sa note à l'*Union médicale :* « Je ne sais si tous les malades présenteront » les mêmes conditions que ceux dont je viens de parler ; mais » effrayé des accidents immédiats qu'on a trop souvent observés, » des conséquences tardives et non moins graves que je viens de » signaler, je me borne, depuis assez longtemps déjà, à cette » action du chloroforme, qui atténue la sensibilité au degré con- » venable, pour rendre à peu près indifférent à la douleur, sans » porter atteinte aux facultés intellectuelles, sans jeter dans cet » anéantissement complet, dont trop d'exemples récents prouvent » qu'on n'est pas certain de revenir. »

Si l'opérateur, en se tenant dans les limites indiquées par MM. Baudens et Hervez de Chégoin, ne fait, ainsi que nous le croyons, courir aucun risque à ses malades, à plus forte raison l'accoucheur, qui n'use de l'anesthésie qu'à un degré plus faible encore, ne devra-t-il jamais exposer la mère ni l'enfant : il nous est donc permis de dire : « que dans l'anesthésie obstétricale par » le chloroforme, il est un point auquel, la douleur étant abolie, » le sentiment persiste, les contractions utérines, s'exercent, c'est » le degré *obstétrical* dans lequel la femme en travail voit, entend, » parle, a conscience de ce qui se passe en elle, seconde libre- » ment par ses efforts, et sans crainte de souffrir, les contractions » utérines ou abdominales qui, pour nous, ne se sont jamais » ralenties sous l'influence du chloroforme. »

Cela posé, dirons-nous avec Simpson que l'anesthésie dans l'accouchement naturel simple est obligatoire, que l'employer toujours et dans tous les cas, est un devoir pour le médecin? Nous nous bornerons à répondre que dans ce cas, en France c'est à tort que l'anesthésie a été l'exception. L'anesthésie alors, est aussi légitime que dans les accouchements laborieux et dans les opérations chirurgicales, et nous maintenons que le médecin agit en morale, en logique et en droit, scientifiquement parlant, quand il la propose à la mère en parturition et qui souffre : la femme, nous l'affirmons encore, en recevra presque toujours un soulagement notable, qu'elle peut légitimement demander à la science, sans danger pour elle ni pour son enfant, sans porter atteinte aux droits de la nature, ni méconnaître la volonté du Créateur.

La chirurgie, malgré les accidents qui, jusqu'à ce jour, ont signalé l'anesthésie dans les opérations, a persisté à l'employer; pourquoi l'interdire à l'obstétrique, quand ni en France ni à l'étranger aucun fait malheureux n'a encore pu lui être imputé? Dans l'accouchement naturel simple, d'ailleurs, qu'on ne l'oublie pas, pour obtenir de l'anesthésie tous les effets désirables, il est un point marqué qu'il ne faut pas franchir; ne pas aller au-delà, c'est rendre nulles les chances d'accidents, c'est conjurer le danger.

Est-ce donc à dire pour cela, que l'anesthésie, dans le cas qui nous occupe, sera chose peu grave, à la portée de tous, et que son application ne réclame pas des règles et une attention particulières? Loin de là, l'anesthésie, au contraire, demande pour être employée sans danger, l'attention la plus sérieuse et la réserve la plus grande de la part du médecin; l'habitude de l'usage chirurgical du chloroforme, qui permet d'étudier les effets des anesthésiques à divers degrés, selon les cas et les individus, sera la garantie d'une application meilleure de l'anesthésie, et dirigera le manuel opératoire avec toute la certitude possible. Au reste, ne jamais oublier qu'il est à l'anesthésie des individus d'une sensibilité exquise, comme il en est de réfractaires; se tenir toujours en garde contre l'une ou l'autre de ces idiosyncrasies, ne pas jeter à la femme en travail, ainsi que le prescrit et pratique Simpson, le chloforme à pleine dose (*with a full dose*), mais bien progressivement, le doigt sur l'artère; voilà ce que nous recommandons en général; plus tard nous entrerons dans les détails pratiques d'application et de manuel opératoire.

Maintenant, qu'avec le raisonnement nous avons combattu les objections adressées à l'anesthésie dans l'accouchement naturel simple, il est temps d'introduire des faits dans la question ; peut-être ces faits, les donnerons-nous un peu longuement, avec des détails oiseux en apparence ; tous cependant ont leur but. Nous avons des préventions à détruire, nous devons justifier à la fois notre pratique et nos opinions scientifiques ; nous voulons donc que ceux qui nous liront assistent en quelque sorte à l'accouchement : c'est ainsi qu'ils jugeront par eux-mêmes, en connaissance de cause, et verront comment nous sommes arrivés à cette conviction, qui nous fera toujours, sans appréhension, appliquer l'anesthésie à l'accouchement naturel simple, quand la femme persuadée consentira à s'y soumettre. Qu'on se rassure, il y a assez de préventions à ce sujet dans le public, dans les familles : trop de faits malheureux et malheureusement publiés, ont signalé l'emploi du chloroforme en chirurgie, l'abus n'est guère à craindre ; d'ailleurs le bon vouloir professionnel est là qui veille, prêt à empêcher, à condamner au besoin, sans avoir même cherché à connaître.

PREMIÈRE OBSERVATION.

11 août 1852. — La fille H......, moissonneuse, entre à l'hôpital général à six heures du soir, âgée de vingt-un ans, primipare ; elle a travaillé jusqu'à ce jour, et souffre depuis trois heures de l'après-midi.

Neuf heures du soir. — Le travail se déclare, la dilatation commence, la poche des eaux se forme, les douleurs sont peu vives ; les choses vont ainsi jusqu'à dix heures un quart ; j'arrive, appelé par Mme Pierre, sage-femme de la maison, qui n'a pas un instant hésité à se prêter, avec tout le désintéressement et toute l'obligeance possibles, à l'emploi de l'anesthésie que je me propose de faire, tant en ville qu'à l'hôpital ; qu'elle veuille bien recevoir ici l'expression de ma gratitude.

Dix heures un quart. — La dilatation est suffisante, la poche des eaux est ouverte artificiellement ; le travail s'accélère presque immédiatement, la femme se plaint, s'agite, crie ; je laisse les faits se prononcer ; à dix heures trente-cinq minutes, le doigt sur la radiale, j'approche, non sans hésiter, le chloroforme de la bouche et des narines de la patiente : c'est la première fois, qu'on ne l'oublie pas, que je l'emploie en obstétrique. Peut-être, en ce cas et pour ce motif, l'anesthésie n'a-t-elle pas tout son développement ; la malade néanmoins se calme, ne crie plus, s'agite moins, les douleurs sont diminuées, les contractions persistent ; tel est le premier effet produit.

A chaque contraction le chloroforme amène le même résultat ; le pouls ne varie pas de 75 à 90 pulsations ; quoique fortes, les contractions sont sans douleurs vives, la marche de l'accouchement est régulière ; à onze heures trois quarts la fille H...... accouche sans efforts, mais non sans douleur ; elle a peu souffert néanmoins dit-elle ; ne s'est pas le moindrement agitée, n'a pas crié au dernier moment.

Il est, malgré tout, difficile d'apprécier au juste la part que l'anesthésie peut avoir dans ces phénomènes ; la fille H......, peu intelligente, rend mal compte de ce qu'elle éprouve, et de la modification que le chloroforme a du apporter à chaque contraction ; primipare d'ailleurs, elle n'a pas terme de comparaison.

H......, qui, depuis plusieurs mois, se livre aux travaux des champs, est fatiguée, souffrante ; elle donne le jour à un enfant faible, chétif, qui ne vivra pas ; rien n'indique cependant chez lui un état cérébral particulier, (115 pulsations), il meurt le troisième jour après sa naissance, sans avoir pris le sein.

La mère délivrée naturellement au bout de dix minutes, n'a pas souffert ; elle n'éprouve rien de particulier en étouffant son lait ; et le 17 août, sept jours après sa couche, quitte l'hôpital en aussi bonne santé que possible.

Dans ce qui précède tout est vague ; rien d'affirmatif mais rien de négatif : le travail n'a pas été entravé, ni même suspendu ; la femme n'a pas éprouvé d'accident. Est-ce bien à l'anesthésie qu'il faut attribuer la mort de l'enfant? Personne, je crois, ne le dira. Je persévérerai.....

DEUXIÈME OBSERVATION.

17 août 1852. — L. femme A..., demeurant à Meaux, entre dans la soirée à l'hôpital général; trente-six ans; elle a déjà eu un enfant douze ans auparavant; l'accouchement a été douloureux; cette femme voit avec appréhension arriver le moment qui, pour la seconde fois, la rendra mère, et saisit avidement l'espoir qu'on lui donne de ne pas souffrir.

Dix heures et demie du soir. — Les douleurs se prononcent, la dilatation se fait; j'arrive vers onze et demie: la poche des eaux s'ouvre spontanément, le travail devient très actif; la femme s'agite, se plaint, crie très fort, et réclame avec instance l'exécution de la promesse qui lui a été faite de la soustraire à la douleur. Le doigt sur l'artère, j'applique le chloforme au milieu d'une contraction: la douleur se calme, la contraction continue; lorsqu'elle a cessé, A... nous remercie avec effusion du bien que nous lui avons fait. A chaque contraction l'effet du chloroforme est le même, et chaque fois la patiente nous rend grâces du calme et du bien-être que nous lui donnons. Alors qu'elle est sous l'influence de l'agent anesthésique, A... conserve sa connaissance pleine et entière, apprécie parfaitement ce qui se passe autour d'elle et en elle; je sens très bien, dit-elle, une force qui me pousse, à laquelle j'obéis en la secondant par mes efforts, mais sans souffrir; au reste, très intelligente elle rend exactement compte de ce qu'elle éprouve; c'est chose saisissante, pour qui n'en a pas encore l'habitude, alors que la douleur a disparu, et que la contraction persiste, que l'entendre répondre avec impatience, si on l'interroge sur ce qu'elle ressent, tout en aidant énergiquement au travail, *j'ai une douleur, mais je ne souffre pas.*

Une contraction survenant, si j'omets à dessein d'approcher le chloroforme, A... sait très bien me le demander de la voix et du geste, au besoin même, saisir la main qui porte le cornet et l'éponge imbibée du chloroforme pour respirer vivement celui-ci.

Minuit cinquante minutes. — Les choses ayant ainsi marché, l'accouchement a lieu sans douleur aucune, le passage de l'enfant à la vulve a été senti à peine.

Sitôt délivrée, A... nous exprime sa gratitude avec une vivacité d'expression qui ne laisse aucun doute sur l'efficacité de l'anesthésie en cette circonstance.

L'enfant est fort, bien constitué, il n'a pas souffert et ne souffre pas ; 152 pulsations.

La mère, délivrée naturellement dix minutes après l'accouchement, est joyeuse, calme ; elle n'accuse pas de douleurs de ventre.

Le lendemain à la visite, A... nous dit n'avoir pas eu et n'avoir pas encore de coliques ; elle n'en aura pas les jours suivants ; elle est sans fièvre ; elle nous accueille avec un sourire reconnaissant, qui nous parle éloquemment de notre succès de la veille : elle confirme, au reste, ce qu'elle nous a déjà dit pendant et après l'accouchement : elle est calme, sans fatigue, et ne cesse de l'être pendant son séjour à l'hôpital.

Les phénomènes propres à l'allaitement se passent naturellement, l'enfant tette à merveille ; le 27 août, neuvième jour, A... quitte l'hôpital très bien portante, son enfant est aussi en parfait état ; elle nous répète, en nous quittant qu'elle n'oubliera jamais le bien que nous lui avons fait ; chaque jour, au reste, à la visite elle nous le disait.

J'ai revu depuis, et il y a peu de jours, A... dans la ville : son enfant et elle se sont toujours bien portés.

TROISIÈME OBSERVATION.

25 août 1852. — La femme C......, de Varreddes, près Meaux, entre à l'hôpital général vers cinq heures du soir ; elle a eu cinq

enfants, son mari en la conduisant annonce que toutes ses couches sont difficiles; il engage à se tenir sur ses gardes; quand elle accouche, dit-il, elle perd la tête, devient quasi folle, et *fait le diable.*

Neuf heures. — Le travail commence : à onze heures, il s'établit franchement, l'exaltation commence, la malade s'agite, pousse des cris aigus : Tout annonce que les avertissements donnés par le mari sont exacts.

Mandé par Mme Pierre, je suis à onze heures trente-cinq minutes près de la malade. Peu d'instants après, la poche des eaux s'ouvre spontanément, le travail marche, amenant à sa suite l'agitation qui est très vive, et se manifeste déjà par des cris et des mouvements désordonnés; j'emploie le chloroforme, le calme se fait, la contraction persiste, et cela se renouvelle au fur et à mesure que le chloroforme est dirigé contre la douleur. C'est ainsi que la patiente arrive au terme du travail à une heure et demie sans agitations, sans cris, sans mouvements désordonnés, sinon sans douleurs, qui encore ont été presque nulles, et ont permis à la malade de seconder activement le travail : La femme n'a pas perdu un instant connaissance, n'a pas donné de signe d'aliénation mentale, c'est à peine si le passage de l'enfant à la vulve a été perçu.

L'enfant est bien portant il n'a pas souffert; 152 pulsations. La mère, délivrée naturellement, n'a pas de coliques; elle nourrira son enfant.

Le lendemain la malade est calme, sans fatigue, n'a pas de coliques, son enfant est bien; elle quitte l'hôpital le 30 août, sixième jour, sans avoir rien éprouvé d'insolite; son enfant tette.

J'ai revu, plus tard, la femme C...... à Varreddes : elle et son enfant ont été jusqu'ici et sont toujours bien portants.

Cette observation a pour nous de la valeur, en ce que l'anesthésie a calmé les accidents nerveux que développait ordinairement la couche; elle n'a pas eu, il est vrai, tout son effet contre la douleur, qui néanmoins a été très atténuée; nous n'avons pas osé, convenons-en, aller plus loin ; le terrain de l'anesthésie ne nous est pas encore assez familier.

QUATRIÈME OBSERVATION.

8 septembre. — Mme ***, demeurant à Meaux, trente-un ans, constitution nervoso-sanguine, a déjà eu quatre enfants, que j'ai reçus : dans toutes ses couches Mme *** a toujours été agitée, se plaignant beaucoup ; elle a eu de légers accidents congestionnaires vers la tête, parfois de petites convulsions. Dans l'avant-dernier accouchement j'ai été, pour des faits de cette nature, contraint d'appliquer le forceps.

J'arrive près de Mme *** à une heure de la nuit ; la poche des eaux, ouverte dequis près de deux heures, à l'insu de la malade, laisse échapper les eaux sans qu'elle le sente, pour ainsi dire ; le col, encore résistant, est à peine dilaté comme une pïèce de deux francs. Les douleurs, qui viennent de quart d'heure en quart d'heure, sont peu vives, peu efficaces ; néanmoins Mme *** se plaint, s'agite déjà beaucoup, s'impatiente et crie.

Les choses durent ainsi jusqu'à deux heures un quart. Le travail a marché, le col dilaté s'est effacé : à la suite d'une douleur plus vive arrivée brusquement, Mme *** éprouve une syncope de peu de durée, avec légers mouvements convulsifs, le travail s'accélère, et l'on peut craindre que les accidents ne s'aggravent : Mme***, à qui j'avais parlé de l'emploi que je venais de faire de l'anesthésie, des résultats obtenus, de ceux espérés, et qui m'avait invité à me munir de chloroforme a tout hasard, me prie avec instance de faire cesser la douleur qu'elle éprouve déjà, et celle qu'elle prévoit.

Deux heures et demie. — Je pratique l'anesthésie ; le calme se fait, les contractions se maintiennent, mais sans douleurs. L'épreuve renouvelée à chaque contraction donne le même résultat, à ce point que c'est Mme ***, elle-même, qui demande le chloroforme quand elle sent la contraction s'approcher. Soumise à l'anesthésie, Mme *** pousse très bien, comme disent les femmes en travail, seconde avec vigueur, mais sans efforts, les forces expultrices qui ont conservé toute leur énergie, et déclare *ne pas souffrir*. Sous cette influence répétée, selon que besoin est, le travail continue régulièrement, sans entraves ; à trois heures un quart l'accouchement a lieu, sans douleur, même au moment où la tête franchit, ce dont toutefois Mme *** a eu perception.

L'enfant est fort, non congestionné, 160 pulsations ; il n'a pas souffert. Mme ***, délivrée naturellement au bout de quelques minutes, est calme et nullement fatiguée ; elle assure ne pas se sentir de ce qui vient de se passer ; elle n'a pas de coliques. Le lendemain et jours suivants il en est de même ; d'ordinaire brisée et rompue après ses couches, Mme *** n'éprouve aucune fatigue, sa figure est fraîche ; la fièvre de lait est nulle. Enfin, au bout de huit jours, Mme ***, complétement rétablie, se félicite d'avoir demandé à être anesthésiée : je n'ai jamais été si bien, dit-elle, et aussi forte après une couche.

Cette observation est précieuse pour nous à plus d'un titre : d'abord elle nous a permis d'enrayer les accidents nerveux qui menaçaient ; elle fixe ensuite nos idées. Mme *** nous fournira un point de comparaison exact et précis ; elle nous dira parfaitement ce qu'elle a ressenti : « J'ai, nous dit-elle, conservé con-
» naissance complète de tout ce qui a eu lieu ; je souffrais horri-
» blement quand vous avez employé le chloroforme, qui en un
» instant m'a donné un bien-être indicible ; le calme s'est tout de
» suite établi en moi. Quand le chloroforme agissait, je voyais,
» j'entendais, je pouvais agir et parler, j'avais conscience de ce
» qui se passait autour de moi, et en moi, je sentais le travail,
» mais je ne souffrais pas, sans avoir perdu connaissance ; cepen-
» dant l'absence de la douleur me permettait de pousser et de
» seconder efficacement la nature. J'étais maîtresse de moi, tandis
» qu'avec les douleurs je ne pouvais me dominer. » Tel est le langage de Mme *** pendant et après l'accouchement. Sa joie est telle, quelle dit à tous ce qu'elle appelle son bonheur ; Ah ! ré-

pète-t-elle, si les femmes savaient le bien qu'on éprouve, elles ne voudraient pas accoucher autrement. Aujourd'hui Mme *** et son enfant se portent très bien et n'ont pas été malades depuis le 8 septembre.

CINQUIÈME OBSERVATION.

10 septembre. — La femme M..., demeurant à Meaux, place du Marché, trente-cinq ans, a eu quatre enfants; elle est d'une constitution nerveuse, irritable; ses couches se font d'ordinaire très rapidement, mais avec des cris et une agitation excessives. Sa mère, qui cette fois l'assiste comme elle l'a toujours assisté, dit que ce n'est jamais sans appréhension qu'elle voit arriver l'époque de l'accouchement de sa fille. La femme M... a été très fatiguée pendant sa grossesse, son mari ayant été longuement et gravement malade; arrivée à terme, elle souffre.

Appelé par Mme PIERRE, sage-femme, j'arrive près de la malade à dix heures du matin; elle ressent des douleurs depuis trois ou quatre heures; la dilatation est faible, la poche des eaux est peu prononcée.

Onze heures un quart. — Le travail a marché : la poche des eaux est ouverte artificiellement, les douleurs se prononcent, moins vives cependant que dans les accouchements précédents.

Midi. — L'agitation se manifeste avec des douleurs plus fortes, la dilatation s'accroît, le col s'amincit : quand l'agitation est évidente, quand la femme crie, s'agite, j'emploie le chloroforme; le calme arrive et le travail continue sans douleur; l'épreuve renouvelée à chaque contraction donne toujours le même résultat. Dans l'intervalle des contractions, la femme interrogée dit très bien sentir, mais sans douleur, ce qui se passe en elle, et la force qui la pousse; elle a conscience de ce qui se fait autour d'elle, voit, entend, parle pendant la contraction, et répond brièvement aux questions qu'on lui fait. Plusieurs fois l'inhalation prolongée a amené, pendant quelques secondes, la perte du sentiment, sans impressionner les contractions expultrices.

Cet état se prolonge jusqu'à une heure un quart, l'accouchement a lieu sans douleur; à peine la mère a-t-elle senti son enfant au passage.

L'enfant est bien constitué, et se porte bien, 153 pulsations.

Délivrée naturellement et sans douleur, la mère nous confirme ce qu'elle nous a dit plusieurs fois pendant le travail, elle n'a pas souffert; elle ne souffre pas et n'a pas pas de coliques; elle nourrit son enfant, (l'allaitement s'est établi facilement); elle se refait promptement.

Cet accouchement a été plus long que d'habitude : Est-ce à l'anesthésie qu'il faut s'en prendre? Non, assurément; avant que le chloroforme eût été employé, déjà les doulours étaient moins actives et moins efficaces que d'ordinaire, et cela doit tenir à la faiblesse dépendant de la fatigue éprouvée par la femme M... pendant la maladie de son mari. — Au reste la mère de l'accouchée nous dit : L'accouchement a été plus long que les autres, c'est vrai, mais nous n'aurions pas pu venir à bout de ma fille, si vous n'aviez pas fait ce que vous avez fait.

SIXIÈME OBSERVATION.

20 septembre. — Mme ***, demeurant à Meaux, rue de la Cordonnerie, primipare; vingt-un ans, forte, sanguine, souffre depuis cinq heures du soir. Appelé par Mme Pierre, j'arrive à onze heures près de la malade. Le travail est avancé, le col est dilaté, aminci, la femme s'agite, se plaint vivement.

Onze heures et demie. — La poche des eaux s'ouvre spontanément. Le travail, suspendu, reprend *à minuit* avec intensité, la malade crie, s'agite et se plaint, peut à peine rester en place. Le fait bien établi pour nous et les assistants, cela à plusieurs reprises, une contraction survenant, j'applique le chloroforme, Mme *** se calme instantanément, sans que le travail ait cessé.

Ce résultat bien évident pour tous, la malade et ceux qui sont près d'elle, donne à la mère de l'accouchée, qui est présente, et à celle-ci, la confiance qui leur faisait voir avec appréhension la première application du chloroforme. Une nouvelle contraction arrivée est combattue efficacement par l'anesthésie employée alors en pleine liberté, sans que le travail s'arrête; le succès est toujours le même à plusieurs reprises. Plus tard, quand la contraction arrive, c'est la malade elle-même qui réclame le chloroforme : donnez-moi donc *votre chose*, me dit-elle plusieurs fois avec impatience, alors que je voulais constater le retour et la persistance de la douleur par le défaut d'anesthésie ; et ayant obtenu la chose, elle l'aspirait bruyamment, et comme avec délices, pendant que la contraction se faisait sans douleur pour elle. Au reste, ainsi que toutes les femmes anesthésiées, elle a conscience de ce qui se passe autour d'elle, et du travail intérieur auquel elle est soumise en ce moment, sans souffrir, et qu'elle seconde en toute connaissance de cause ; en effet, plusieurs fois elle nous répète affirmativement que l'absence de la douleur lui permet d'aider franchement au travail ; quand je souffre, nous dit-elle fort bien, je ne pousse pas, cela me fait trop mal.

Deux heures et demie. — Les choses ayant ainsi duré deux heures, l'accouchement a lieu. Au moment où la tête franchit la vulve, le chloroforme est appliqué plus fortement ; la mère n'a pas conscience de sa délivrance, elle reprend connaissance immédiatement.

L'enfant est fort, bien portant, il n'a pas souffert ; 155 pulsations.

La mère est délivrée peu après spontanément et sans douleurs, elle est calme, pas fatiguée ; je la revois pendant quelques jours, elle n'a eu ni fièvre ni fatigue. La sécrétion laiteuse a été naturellement arrêtée. Dix jours après l'accouchement, Mme *** se livre aux soins de son ménage.

Six semaines après, l'enfant est mort en nourrice ; c'est le chloroforme qui l'a tué !!

SEPTIÈME OBSERVATION.

27 septembre. — La femme M......, de Crégy, près Meaux, entre à l'hôpital à neuf heures du soir, vingt-un ans, primipare, constitution lymphatique sanguine.

Les douleurs ont commencé à deux heures de l'après-midi ; en venant à pied à l'hôpital, la femme a senti la poche des eaux s'ouvrir ; les douleurs sont très vives au moment où elle arrive.

Neuf heures et demie.—Je suis près de la femme, elle se plaint, crie à l'excès, et s'agite à l'avenant ; j'entendais en arrivant ses cris de la grille de la maison. La dilatation n'est pas très avancée : je laisse se faire le travail qui ne marche pas très vite ; à chaque douleur les cris, l'agitation se renouvellent. Le moment n'est pas venu de recourir à l'anesthésie; il est bien d'ailleurs que cette femme primipare, qui n'a pas de terme de comparaison pour en apprécier les effets, puisse plus tard le faire par elle-même.

Minuit. — La dilatation a marché, le col est ramolli, effacé ; les douleurs deviennent plus vives, plus rapprochées, plus efficaces, les cris, l'agitation augmentent. J'emploie le chloroforme ; instantanément le calme s'établit, la contraction persiste sans douleur, sans cris, sans agitation ; la femme seconde le travail sans souffrir, elle l'affirme dans l'intervalle des contractions ; c'est elle, après plusieurs épreuves, qui réclame le chloroforme, quand elle sent la douleur venir.

Deux heures. — L'accouchement a lieu sans douleur, et naturellement, la mère a eu conscience du passage de l'enfant, mais n'a pas souffert.

L'enfant est bien portant, 150 pulsations.

La mère est délivrée spontanément, sans douleurs ; elle est calme, nullement fatiguée, et ne ressent pas l'agitation excessive qui avait marqué les premiers temps du travail : elle nourrit son enfant, l'allaitement s'établit très bien, et continue de même ; elle n'a pas eu la fièvre, en un mot la mère et l'enfant sont très bien portants lorsqu'ils quittent l'hôpital, neuf jours après l'accouchement. La femme M...... regagne à pied son village, distant de la ville de 2 kilomètres.

J'ai su depuis et tout récemment que tous deux avaient toujours été, et étaient encore en très bonne santé.

HUITIÈME OBSERVATION.

25 novembre. — La femme T......, demeurant à Meaux, âgée de trente ans, a eu quatre enfants, dont le dernier a trente mois.

Elle entre à l'hôpital général vers midi ; elle souffre depuis la veille au soir à dix heures, mais de petites douleurs qui durent toute la nuit et toute la matinée ; à une heure du matin les eaux ont commencé à couler, et ont continué depuis à s'échapper lentement, petit à petit.

En l'absence de la sage-femme j'arrive près de la malade à midi et demi. Le col est dilaté dans l'étendue d'une pièce de deux francs ; il est ferme, encore épais, les douleurs sont presque nulles.

Cette femme nous dit que d'ordinaire ses couches sont lentes ; qu'à la dernière on a été obligé de lui donner deux potions ; qu'alors, accéléré par le médicament, l'accouchement, commencé à trois heures après midi, s'est terminé à onze heures du soir.

L'absence des douleurs persiste ; à une heure et demie un gramme de seigle ergoté est administré, qui d'abord produit peu d'effet : *Deux heures*, les douleurs se prononcent faibles mais constantes, bientôt plus fortes de quart d'heure en quart d'heure : la dilatation augmente, les douleurs plus intenses, plus rapprochées dénotent un travail qui marche ; la femme s'agite, crie même. Je laisse l'agitation se manifester d'une manière irrécusable. A la suite d'une nouvelle douleur, sans prévenir la malade, j'approche le chloroforme, en lui disant de tenir la bouche ouverte et de respirer. Etonnée tout d'abord, la femme bientôt sentant l'effet produit, et le soulagement obtenu, au bout de trente secondes environ, plonge avidement le nez et la bouche dans le cornet de papier qui contient l'éponge chargée de chloroforme, qu'elle absorbe et respire avec délices; quand, enfin, la contraction a cessé, ses premières paroles sont celles-ci : Ah! que vous m'avez fait de bien! A ma demande: qu'avez-vous donc éprouvé, elle répond : je ne sais pas ce que vous m'avez fait, mais je n'ai pas eu de douleur, je n'ai senti que ce qui me poussait. Elle n'a pas perdu connaissance, elle a vu, entendu, et suivi tout ce qui se passait autour d'elle.

Comme à son dernier accouchement les douleurs sont faibles, lentes, fortes seulement par intervalles; c'est à ces dernières seulement que j'oppose le chloroforme, et la malade qui, plusieurs fois me le demande avec impatience, lorsque je le lui fais attendre, me dit plusieurs fois après l'inhalation. Ah! vous me rendez la vie! Elle répète ne pas souffrir, et pousser mieux avec la douleur, elle veut dire la contraction.

Deux fois pour contre-épreuve j'ai laissé une douleur forte se produire sans employer l'anesthésie; chaque fois l'agitation fut grande, la femme se renversait, se tordait, à peine pouvait-on la maintenir sur son lit; le visage, ordinairement placide et calme sous l'influence de l'anesthésie, se contractait et exprimait la douleur : le contraste est frappant. Pourquoi ne m'avez-vous pas empêché de souffrir? me dit-elle : Cette fois je n'ai pas poussé parce que j'avais du mal, et que je me retenais, tandis qu'avec ce que vous me donnez, je ne me retiens pas, et pousse à mon aise, car je ne souffre pas; dans mes autres autres accouchements, aux fortes douleurs, je me tordais, aujourd'hui je reste tranquille, je n'ai pas de douleurs, quoique je sente ce qui se passe en moi.

Jusqu'à trois heures et demie les choses se maintinrent, ainsi que je viens de le dire; le travail avançant toujours; au passage de la tête à la vulve, surpris par la rapidité et l'énergie de la contraction, je ne pus, comme je le voulais, employer le chloroforme à dose suffisante pour anéantir la sensibilité; toutefois, au moment décisif, la malade ne jeta qu'un seul cri, bref et peu aigu, fut calme, ne remua pas, et rendue à elle-même, dit avoir senti le passage de l'enfant, mais n'avoir pas souffert. Au reste, elle se félitite de sa couche heureuse, nous remercie avec effusion du bien que nous lui avons fait; je n'ai jamais accouché comme cela, dit-elle, au dernier moment j'enlevais tout, quatre femmes et le médecin, on ne pouvait venir à bout de moi, ajoutant ensuite, dans sa joie naïve : j'ai eu des accouchements à 25 francs qui ne m'ont pas fait tant de bien.

L'enfant se porte bien, 155 pulsations. La mère est délivrée spontanément : le lendemain et jours suivants elle est calme, sans fatigue, et dit d'elle-même, qu'elle se sent mieux qu'aux autres accouchements où elle était toujours brisée; elle n'a pas, et n'aura pas de coliques ; elle nourrit son enfant, et quitte l'hôpital le 4 décembre, neuf jours après son entrée, en très bon état ainsi que son enfant. J'ai revu en ville cette femme, il y a quelques jours : tous deux n'ont pas cessé de se bien porter.

NEUVIÈME OBSERVATION.

26 novembre. — La femme R...., de Crégy, entre à l'hôpital à huit heures du soir ; trente-neuf ans; a déjà eu quatre enfants.

J'arrive à huit heures et demie. Le travail, commencé depuis quatre heures du soir, est très avancé ; le col suffisamment dilaté est effacé; il y a pésentation du sommet, la délivrance ne tardera pas,

La malade s'agite sans crier, se plaint; j'applique le chloroforme, le calme se produit instantanément. La femme R..... qui dit, à ses autres couches, avoir eu de fortes coliques, et qui en avait éprouvé jusqu'à ce moment, n'en ressent plus. Chaque contraction permet, en outre, de constater l'absence de la douleur, et la persistance de l'action expultrice sous l'influence de l'anesthésie.

Neuf heures du soir. — L'accouchement a lieu sans douleur, sans efforts, c'est à peine si la mère a senti le passage de l'enfant à la vulve.

L'enfant se porte bien, il n'a pas souffert; 154 pulsations.

La mère est délivrée promptement et sans douleurs; elle n'a eu ni fièvre, ni coliques, à ses autres couches elle en avait ressenti d'atroces, c'est son expression : elle nourrit son enfant, et le 3 décembre forte et heureuse de ne pas avoir souffert, et de ne pas souffrir, elle regagne à pied son village, après avoir passé sept jours à l'hôpital.

DIXIÈME OBSERVATION.

Accouchement double.

4 décembre. — La veuve N...., demeurant à Meaux, vingt-cinq ans, a déjà eu deux enfans qui ont vécu ; d'une constitution nerveuse, menant une vie déréglée, elle est affaiblie par les excès de tout genre. A sa dernière couche, elle a dû être, d'après ce qu'elle nous dit, atteinte de métro-péritonite; depuis elle a toujours souffert du ventre, pendant sa grossesse actuelle surtout.

Entrée de la veille à l'hôpital général, elle ressent les premières douleurs à minuit et demi; je ne suis appelé près d'elle, qu'à deux heures et demie du matin. La malade a des douleurs courtes, mais vives; elle s'agite et se plaint beaucoup. Le col est dilaté dans l'étendue d'une pièce de deux francs, il est encore dur et résistant; la poche des eaux est à peine sensible, une partie des eaux s'est écoulée déjà.

Lorsque la forme du travail fut bien manifeste pour moi, c'est-à-dire lorsque j'eus pu reconnaître l'état réel d'agitation amené par le travail, quoique celui-ci fût peu avancé, je n'hésitai pas, en raison de la constitution nerveuse de la femme, de ses habitudes morales, et de la sensibilité maladive du ventre, à employer le chloroforme, un peu prématurément peut-être. L'anesthésique appliqué amène un calme immédiat; aussi la femme qui l'éprouve aspire-t-elle le chloroforme avec avidité. La contraction terminée : « Vous m'avez bien soulagé, dit-elle, je n'ai pas souffert; j'ai senti, mais je n'ai pas eu de douleurs. » Ce sont ses propres expressions.

Les choses vont ainsi, avec de petites douleurs jusqu'à quatre heures vingt minutes, les mêmes faits se renouvelant à chaque contraction; tout à coup quatre ou cinq contractions très fortes, très rapprochées, et très efficaces, que la malade anesthésiée seconde parfaitement sans souffrir, nous dit-elle, terminent l'accouchement. La mère n'a pas poussé une plainte, un cri; elle a senti son enfant franchir la vulve, mais n'a pas souffert; il existe un second enfant.

Douze minutes se passent sans indices d'un nouveau travail; pendant ce temps, douleurs des reins, de ventre, frissons, tremblement nerveux, que font cesser des inspirations de chloroforme à petites doses.

Quatre heures cinquante-cinq minutes. — Les contractions utérines se réveillent, la poche des eaux est ouverte, l'enfant présente le siége. Comme pour la première fois les douleurs, petites, courtes, sont calmées par l'anesthésie; à cinq heures vingt minutes deux fortes contractions expulsent l'enfant, sans douleurs sous l'influence du chloroforme. La mère a poussé un cri, alors que la tête, un moment arrêtée, est promptement dégagée; elle a eu, nous dit elle, conscience de ce qui s'est fait, mais n'a réellement pas souffert, c'est par appréhension qu'elle a crié. Les accidents nerveux se renouvellent deux fois la nuit, ils sont légers, durent peu.

Immédiatement après le second accouchement, coliques vives, douleurs de ventre, qui sont atténuées par le chloroforme; à cinq heures trente minutes les deux placentas isolés sont extraits sans douleurs.

Les enfants sont faibles, bien constitués cependant; le pouls du premier battait 142 fois, celui du second 149; la mère les nourrira.

La femme se plaint du ventre; elle accuse des douleurs qu'elle assure n'être pas des coliques, mais tenir à ce qu'elle a éprouvé à sa dernière couche. Cet état de choses persiste à six heures, quand nous quittons la malade, il persistera pendant cinq jours encore, et cédera à des frictions huileuses sur le ventre, des cataplasmes, et un régime diététique. L'allaitement s'établit et n'est pas entravé. Le 12, la mère quitte l'hôpital bien portante, avec ses deux enfants en bonne santé; ce qu'elle vient d'éprouver doit autant être rapporté à l'état pathologique antérieur du ventre, qu'aux coliques ordinaires de l'accouchement.

Jusqu'à présent la mère et les deux enfants n'ont cessé de se bien porter.

ONZIÈME OBSERVATION.

5 décembre. — Mme ***, demeurant à Meaux, dix-neuf ans, constitution lymphatico-sanguine, primipare; elle a eu une fausse couche à trois mois.

Onze heures de la nuit. — Mme *** éprouve les premières douleurs. — *Une heure et demie*, le travail a marché, je suis appelé; la dilatation est suffisante, la poche des eaux est ouverte par la sage-femme. Le travail s'établit alors franchement, les douleurs deviennent vives, puissantes; Mme *** se plaint, s'agite, crie beaucoup. J'emploie le chloroforme au milieu d'une contraction, pendant la douleur; le calme est subit. La douleur disparaît, les contractions continuent; cela est sensible pour la malade, qui ne souffre plus, évident pour ceux qui sont autour d'elle. Dès lors, à chaque contraction, où le fait se reproduit, Mme *** réclame elle-même l'emploi du chloroforme qu'elle respire avec avidité. Dans l'intervalle des contractions, Mme ***, interrogée sur ce qu'elle éprouve, rend très bien compte de ce qui se passe. « Je vous entends, je vous vois, je puis parler, je sens, mais je ne souffre pas; c'est en connaissance de cause que je pousse, ainsi que vous me commandez de faire. »

Les choses vont ainsi jusqu'à *deux heures trois quarts;* alors, après quatre contractions plus fortes, mais sans douleurs, l'accouchement a lieu avec cette circonstance, que l'avant-dernière contraction avait laissé fixée au détroit inférieur la tête de l'enfant un peu volumineuse. La contraction suivante arrivant et devant être décisive, j'appliquai le chloroforme un peu plus fortement. La contraction eut lieu, en effet, très énergique ; elle amena l'enfant sans douleur, sans même que la mère le sentît.

L'enfant est fort, n'a pas souffert ; 157 pulsations.

La mère, délivrée naturellement et sans douleurs, est calme ; elle ne nourrira pas son enfant. Les suites de la couche se passent sans accident ; Mme *** a eu peu de fièvre de lait, n'a pas été fatiguée. Quinze jours après elle reprend ses occupations.

Au moment où j'écris, je viens de voir Mme ***. Son enfant et elle n'ont pas été et ne sont pas malades.

DOUZIÈME OBSERVATION.

3 janvier 1853. — La femme G......, de Crégy, près Meaux, manouvrière, âgée de trente ans, entre à l'hôpital général dans la nuit du 1er au 2 janvier. Elle a eu quatre enfants ; ses accouchements, tous naturels, ont toujours été très courts : *le petit, le grand mal,* ainsi qu'elle dit, tout, d'ordinaire, est fini en deux heures ; elle a souffert depuis six semaines, le ventre est très douloureux.

Le 3, à minuit, les douleurs caractéristiques du travail qui se fait se déclarent, courtes, légères sans grand résultat ; à une heure la sage-femme a administré 1 gramme d'ergot ; mal conservé, le médicament ne produit pas l'effet, le travail reste inerte pour ainsi dire.

Deux heures un quart. — Je suis appelé, je touche, la dilatation a la largeur d'une pièce de cinq francs ; le col, encore résistant, est tendu sur le sommet de la tête qui se présente ; il n'y a pas de poche des eaux ; la femme dit avoir senti, depuis deux ou trois jours couler quelque chose ; les eaux de l'amnios se sont évacuées prématurément. Cet accouchement ne se terminera pas comme les autres, en deux heures ; j'attends cependant encore. A trois heures voulant voir si l'anesthésie légère, par l'excitabilité générale qu'elle produit, n'éveillera pas le travail, j'applique le chloroforme à petites doses, et à plusieurs reprises, pendant dix minutes environ. Un quart d'heure après la dernière inhalation, la femme, qui, j'ai omis de le dire, était restée jusque-là comme prostrée par la souffrance sourde et longue qu'elle ressent depuis plus de quarante-huit heures, s'anime, se colore ; la peau se réchauffe ; le pouls, petit, dépressible s'élargit, s'élève : la femme revit en quelque sorte. Des contractions arrivent plus fortes, plus rapprochées que les précédentes ; la malade a des douleurs, se plaint des reins, ce qu'elle n'avait pas encore fait. « Que je souffre ! » dit-elle. Il est trois heures trois quarts, le travail est difinitivement établi, le col s'est élargi, il s'efface. Est-ce à l'anesthésie que ce résultat est dû ? Nous sommes porté à le croire ; plus tard nous invoquerons le témoignagne de la femme à cet égard.

Le travail marche, toujours avec peu d'intensité, mais toujours en progressant ; je n'emploie le chloroforme que par intervalles, lorsque la douleur est plus forte, et chaque fois la femme, soulagée, me dit : « Ah ! que vous m'avez fait de bien ! » Si nous ne pratiquons pas l'anesthésie, elle s'agite, se tord sur son lit, et crie, bien que la douleur ne soit pas très grande.

Quatre heures et demie. — Les contractions deviennent plus énergiques, se soutiennent, elles détermineront l'accouchement. La femme pousse comme des plaintes, seconde parfaitement la contraction qui la domine ; la face se grippe, tout annonce un effort violent de sa part : on croirait à une douleur des plus vives. « Cependant je ne souffre pas, me dit-elle, c'est pour mieux m'efforcer que je fais ainsi ; car, malgré que je n'aie pas de mal, je sens très bien quelque chose qui me pousse, et me force à pousser : si je me plains, c'est par habitude. » Au reste, à part ces efforts qu'elle fait, elle ne bouge pas et reste tranquillement sur son lit.

Cinq heures dix minutes. — Après dix ou douze contractions plus énergiques dans lesquelles les phénomènes déjà décrits se reproduisent, la mère, plus fortement anesthésiée, accouche sans douleurs; elle a conscience du moment où l'enfant franchit la vulve.

L'enfant qui avait le cordon trois fois tourné autour du col, arrive la face bleuâtre; on craint que la strangulation n'ait eu lieu. Au bout de six minutes, la respiration s'est établie, il crie, la face n'est pas congestionnée, il est fort et bien constitué. A coup sûr, s'il eût succombé, l'anesthésie n'aurait pas manqué d'en être cause, pour une bonne part au moins.

La mère, délivrée naturellement peu de temps après l'accouchement, se sent parfaitement bien, elle déclare n'avoir jamais été aussi bien après ses couches; elle est calme et n'a pas de coliques.

Le lendemain, à la visite, elle n'a pas la fatigue qu'elle ressentait d'ordinaire; n'a pas eu de coliques, a dormi, et ne se plaint pas. Elle nous confirme tout ce qu'elle nous a dit la nuit précédente, relativement à la douleur qu'elle ne ressentait pas, aux contractions dont elle avait conscience, et qu'elle secondait.

Interpellée sur ce qu'elle avait éprouvé quand, pour la première fois, elle avait respiré le chloroforme, alors que le travail ne marchait pas, voici ce qu'elle répond : « Je ne saurais trop dire ce qui m'est arrivé, mais j'ai ressenti en moi un effet singulier, comme un frémissement général, et les douleurs sont venues. » Elle affirme à plusieurs reprises que c'est immédiatement après l'emploi du chloroforme que les douleurs, pour ainsi dire nulles jusqu'alors, se sont déclarées; fait qu'elle répète avoir parfaitement senti et apprécié.

Les jours suivants le bien-être continue : la mère nourrit, l'allaitement s'établit et se fait naturellement.

Le 9, la femme G...... quitte l'hôpital avec son enfant : tous deux sont bien portants.

Le point culminant de cette observation, c'est le développement du travail sous l'influence de l'anesthésie appliquée au premier degré..

TREIZIÈME OBSERVATION.

9 janvier. — La fille M... (Victoire) entre à l'hôpital le 9 janvier au matin; elle a souffert légèrement toute la nuit.

Trente-quatre ans, constitution nerveuse; a eu cinq enfants, toutes ses couches ont été douloureuses. Pendant le travail, d'ordinaire elle a éprouvé des syncopes et des tremblements nerveux, dont elle a déjà senti des atteintes dans la nuit qui vient de se passer; presque toujours aussi, à un moment donné, après l'écoulement des eaux, le travail s'arrête avec des accidents lipothymiques, reprend ensuite après un temps plus ou moins long, pour se terminer rapidement à l'aide de quelques contractions énergiques.

La fille M..., comme plusieurs autres personnes déjà, a été détournée de venir accoucher dans l'établissement; on n'a pas craint d'employer le mensonge pour empêcher cette fille de se laisser soumettre aux inhalations du chloroforme, sous le prétexte faux d'accidents arrivés à l'hôpital. N'est-ce donc pas assez des préventions du public? Au reste la fille M..., reconnaissante des soins qu'elle a toujours trouvés à la maison, se livre à nous avec confiance.

Les petites douleurs de la nuit précédente continuent tout le jour; à six heures du soir, elles sont plus fortes, cependant peu ou point efficaces.

Sept heures un quart. — J'arrive, appelé par la sage-femme. La dilatation a commencé, la poche des eaux ne paraît pas encore. Les douleurs, devenues plus fortes, plus rapprochées, tourmentent la malade, qni se plaint, et s'agite. Malgré l'état peu avancé du travail, j'emploie le chloroforme, à la fois pour calmer la malade, prévenir les accidents, et dissiper encore les appréhensions involontaires qu'elle pourrait conserver. Sous l'influence de l'anesthésique appliqué de temps en temps, à des intervalles éloignés, l'agitation s'arrête; la malade, qui apprécie les effets du chloroforme, prend confiance : le travail, dès lors, marche tranquillement et paraît s'activer.

Neuf heures du soir. — La dilatation du col utérin a la grandeur d'un décime; la poche des eaux, peu volumineuse, est ouverte; les douleurs sont plus vives, plus rapprochées : on peut croire que le travail ne tardera pas à se terminer. A chaque contraction, le chloroforme suspend la douleur, et, dans les intervalles, la femme interrogée sur ce qu'elle éprouve, dit n'avoir aucune douleur pendant la contraction ; après, elle ne se sent pas brisée, comme dans ses autres couches; elle voit bien qu'on lui a menti. Les choses vont ainsi jusqu'à dix heures un quart; pendant ce temps, à chaque contraction, la fille M... réclame elle-même le chloroforme ; elle seconde énergiquement, et en connaissance de cause, le travail dont elle apprécie très bien les incidents.

Dix heures un quart. — Tout à coup, sans motifs appréciables, à la suite de quelques petits mouvement nerveux, le travail se suspend, la femme pâlit, se plaint d'étouffements, demande de l'air, ne perd pas toutefois connaissance, et peut nous dire qu'à toutes ses couches il en a été de même, et que ce n'est rien. La peau est froide, le pouls petit, serré, la physionomie altérée ; je ne puis me défendre d'un peu d'anxiété, j'attends cependant ainsi pendant une demi-heure, et le travail ne reprenant pas, j'administre un gramme d'ergot ; *il est dix heures cinquante minutes ;* dix minutes environ après, le pouls se relève, la face se colore, les contractions se réveillent, l'accouchement a lieu. A chacune de ces dernières contractions le chloroforme suspendait la douleur, et lorsque la tête franchit la vulve, la mère, plus fortement anesthésiée, n'a rien senti, n'a pas eu conscience de ce qui venait de se passer. « Tiens, dit-elle, revenue à elle-même au bout de quelques secondes, c'est fini ? Est-ce une fille ou un garçon ? »

L'enfant est bien constitué, il n'a pas souffert ; 157 pulsations.

Délivrée naturellement cinq ou six minutes après l'accouchement, la femme est prise d'un tremblement nerveux, qu'au bout d'un quart d'heure nous calmons par l'anesthésie. Cet accident se reproduit deux fois pendant la nuit, mais faiblement et ne dure pas.

Le lendemain 10, à la visite, la fille M..., qui a reposé, dont la physionomie riante et tranquille n'accuse rien de ce qui a eu lieu la veille dans la nuit, nous dit être à merveille; elle se félicite du bien-être qu'elle éprouve. « D'habitude, dit-elle, j'avais d'horribles coliques pendant trois jours, je ne pouvais bouger, et je n'ai encore rien senti. » Elle demande à manger.

La mère nourrit son enfant, qui tette et vient bien; la sécrétion laiteuse s'est établie sans fièvre, il n'y a pas eu apparence de coliques. La fille M... quitte l'hôpital le 19, avec son enfant; tous deux sont très bien portants.

QUATORZIÈME OBSERVATION.

2 février 1853. — La femme H..., de Trilport, âgée de trente-trois ans, a déjà eu cinq enfants; arrive à l'hôpital à midi, après avoir souffert toute la nuit; je suis près d'elle à une heure. Au dire de la sage-femme de la maison, présente à son entrée, le travail doit marcher rapidement; les douleurs ont été jusqu'ici vives, rapprochées; le col de l'utérus, convenablement dilaté, est ramolli; la poche des eaux, très pleine, fait saillie à la vulve.

Cette femme, d'un tempérament pléthorique, irritable, est fortement constituée; à chaque douleur, quoique le travail ne soit pas très avancé, elle crie, s'agite, demande avec instance qu'on la soulage. Toutes ses couches, nous dit-elle, sont longues d'ordinaire; elle souffre beaucoup, et toujours après a des coliques excessives.

Bien que la poche des eaux soit encore entière, pour calmer l'agitation nerveuse à laquelle cette femme est en proie, j'applique deux fois légèrement le chloroforme : deux fois le calme s'établit, sans que les contractions cessent; la femme le perçoit et le dit.

A une heure un quart la poche des eaux est ouverte artificiellement.

Le travail est moins avancé qu'on ne le supposait : la tête est au détroit supérieur, il y a présentation du sommet ; l'accouchement se fera attendre.

En effet, à partir de ce moment le travail qui promettait d'être prompt, se suspend pour ainsi dire, les contractions sont presque nulles.

Deux heures. — Un gramme d'ergot est administré et produit peu d'action. *Deux heures trois quarts,* la tête s'engage dans le petit bassin, jusque-là nous n'avons employé le chloroforme qu'à petites doses, et à des intervalles éloignés, seulement pour solliciter le travail, ainsi que nous l'avons déjà pratiqué avec une apparence de succès ; cette fois le résultat n'est pas sensible.

Trois heures et demie. — La tête est descendue dans le petit bassin ; les douleurs, d'abord légères, deviennent plus fortes se rapprochent ; à leur suite, les plaintes, les cris, l'agitation arrivent de nouveau. Nous laissons le travail s'établir complétement, et à trois heures vingt minutes nous pratiquons l'anesthésie.

De ce moment, sans que le travail soit entravé, c'est à peine si la femme, soumise à l'action du chloroforme. s'agite pendant la douleur ; elle se plaint, crie encore, mais, la contraction terminée, nous affirme n'avoir pas souffert ; elle a senti voilà tout. « Je crie par habitude, parce que je sens, mais je n'ai pas de douleurs. » Aux plaintes, aux cris, on croirait cependant l'anesthésie inefficace.

Le travail est lent, les douleurs sont rares, peu actives; la femme pléthorique, nous l'avons dit, n'a pas été saignée pendant sa grossesse, nous regrettons qu'elle ne l'ait pas été au début du travail ; quelques phénomènes convulsifs, atténués par l'anesthésie, nous font craindre des accidents d'élampsie : tout cela est évidemment de nature congestive.

La tête, progressant avec lenteur, reste ainsi engagée dans le petit bassin jusque vers *quatre heures trois quarts;* plusieurs fois nous songeons à appliquer le forceps ; enfin le travail se ramine, et l'accouchement a lieu à cinq heures et demie sans douleurs, sans que la mère, anesthésiée, ait pour ainsi dire senti le passage de l'enfant.

L'enfant est très fort, très volumineux : la tête, au diamètre occipito-mentonnier, le seul dont nous nous soyons rendu compte, mesure 14 centimètres et quelque chose, le poids général du corps est de 4 kilogrammes et demi passés ; l'enfant est comme privé de vie, ayant le tronc et la face violacés, il revient à lui après une forte saignée par le cordon ; il respire mal, meurt vers trois heures dans la nuit.

La mère, délivrée dix minutes après l'accouchement, sans coliques, est calme, paraît peu fatiguée en raison des phases du travail.

Le lendemain 3 février ; elle a dormi, n'a pas ressenti de coliques, ce dont elle se félicite, car d'habitude elle en avait d'atroces, quatre jours durant : c'est son expression. Interrogée sur ce qu'elle avait éprouvé la veille, voici ce qu'elle nous répond : « J'ai eu conscience de tout ce qui s'est passé pendant l'accouchement, mais sans souffrir ; je puis assurer que je n'ai pas eu de douleur. J'ai très bien apprécié l'effet de ce que je respirais, cela arrêtait la douleur sans arrêter le travail. J'ai crié, je me suis plaint, c'est possible, mais je ne sais pas pourquoi, parce que je ne souffrais pas, encore une fois ; et si, sentant ce qui avait lieu en moi, je criais, c'était par habitude, et comme pour aider. *C'est au reste une bonne couche que celle-là, en comparaison des autres, surtout si je n'ai pas plus de coliques que depuis hier.* » Elle est calme, reposée. Durant tout le temps de son séjour à l'hôpital sa figure n'a pas un seul instant exprimé la fatigue, elle n'a pas eu de fièvre ; tout s'est passé régulièrement. Cette femme sort le 10 février au bout de huit jours, bien portante, nous remerciant de ce que nous avons fait pour elle, et des coliques que nous lui avons épargnées après sa couche.

La mort de l'enfant a-t-elle été causée par l'anesthésie ? Nous ne le croyons pas, nous l'attribuons uniquement au séjour prolongé de la tête dans le petit bassin, à la compression de l'encéphale, et aussi à la stase du sang veineux qui a dû suivre.

L'autopsie, faite au bout de vingt-quatre heures, confirme notre opinion à cet égard : les sinus veineux de la dure-mère, les vaisseaux de l'arachnoïde sont remplis d'un sang noir qui ne nous paraît pas plus fluide que d'ordinaire. Du sang de même nature est épanché à la surface du cerveau, surtout vers les bosses pariétales et l'occiput; la substance cérébrale est à l'état normal; le cœur est vide de sang, les poumons ont peu respiré. On n'observe rien d'analogue à ce qu'on rencontre dans la mort par l'anesthésie.

Qu'on n'oublie pas qu'ici l'emploi du chloroforme a été moins prolongé et moins intense que dans les autres cas où l'enfant a vécu; qu'on n'oublie pas encore l'état congestionnaire de la mère avant et pendant l'accouchement, et l'on se rendra bien compte de ce qui a eu lieu.

QUINZIÈME OBSERVATION.

7 février. — Madame D..., âgée de vingt ans, constitution forte, sanguine, primipare, a souffert dans la soirée du six; vers deux heures du matin, les douleurs se réveillent le travail s'établit. Appelé par Mme PIERRE, j'arrive à six heures. Voici, d'après le rapport de la sage-femme, ce qui s'est passé.

Le travail a marché rapidement pour une primipare; les douleurs étaient accompagnées de plaintes vives, de cris et d'agitation excessifs. Mme D... était maintenue avec peine sur son lit; quelques mouvements nerveux ont eu lieu.

Le col, très dilaté, donne passage à la poche des eaux, très résistante, qui fait fortement saillie, et qui est ouverte artificiellement. La tête est au détroit supérieur, près de s'engager dans le petit bassin; le col est dur. Le travail se suspend momentanément; la femme reste au repos durant quelques instants après l'écoulement des eaux.

Vers six heures et demie le travail se réveille; avec lui les plaintes, les cris, l'agitation arrivent à nouveau : j'emploie l'anesthésie. A chaque contraction le chloroforme arrête la douleur sans entraver le travail, ce dont rend très bien compte Mme D..., qui nous dit, à plusieurs reprises, que lorsqu'elle respire le chloroforme, elle conserve toute sa connaissance et ne souffre pas pendant les contractions. Une fois, au milieu d'une contraction j'éloignai le chloroforme avec intention ; quelques intants après : « Pourquoi me le retirez-vous, dit Mme D..., cela me fait du bien. » Malgré l'anesthésie Mme D... se plaint, crie quelquefois ; interrogée à cet égard, elle affirme n'avoir pas souffert. » *C'est comme moi,* dit Mme C..., qui fait l'objet de la sixième observation (20 septembre), et qui était présente à l'accouchement, *je criais sans savoir pourquoi, car je ne souffrais pas.* »

Les choses durent ainsi jusqu'à sept heures et demie ; le travail n'a pas été très actif, la tête, cependant, est dans le petit bassin. Alors, comme si l'utérus, fatigué de se contracter sans résultat, avait besoin de repos, le travail se suspend complètement ; la femme s'endort pendant quelques instants ; vers huit heures, des contractions énergiques arrivent, et terminent l'accouchement à huit heures vingt-cinq minutes, sans douleurs. La mère, anesthésiée, a senti à peine le passage de l'enfant.

L'enfant est fort, se porte à merveille ; la mère est délivrée naturellement cinq minutes après, elle est à peine fatiguée.

Le lendemain Mme D... confirme tout ce qu'elle nous avait dit la veille, relativement à l'action du chloroforme, et nous remercie du bien que nous lui avons fait.

Mme D... nourrit son enfant ; tout dans les phénomènes immédiats ou éloignés de la couche a été normal. La mère se rétablit promptement et sans fièvre.

Quinze jours après, Mme D... et sa fille se portent à merveille.

SEIZIÈME OBSERVATION.

15 février. — La fille R..., de Saint-Mard, près Dammartin, vingt-quatre ans, primipare, est à l'hôpital général depuis quelque temps pour attendre ses couches.

Dans la matinée du 17, à quatre heures du matin, elle ressent des douleurs.

Six heures du matin, je suis près d'elle. Idiote, ou tout au moins d'une intelligence des plus obtuses, cette fille rendra mal compte de ce qu'elle éprouvera, nous devrons en ce cas nous en rapporter à nos seules appréciations.

Le col est dilaté, ramolli ; la poche des eaux, presque nulle est comme appliquée sur la tête en présentation du sommet ; on arrive, à force de questions, à savoir de la malade, que dans la soirée et dans la nuit il s'est écoulé quelque chose.

La tête est au détroit supérieur. La fille R... se plaint, crie, dit souffrir beaucoup ; l'anesthésie amène le calme, la malade convient de n'avoir plus autant de mal. La tête, en descendant dans le petit bassin, pousse devant elle une certaine quantité de liquide, qui fait saillir de nouveau la poche qui le renferme ; cette poche est ouverte artificiellement vers sept heures et demie.

Dès lors le travail s'accélère : les cris, l'agitation reviennent, et sont calmés par le chloroforme. A huit heures un quart l'accouchement a lieu sans douleurs, la fille R... dit avoir à peine senti son enfant au passage. Inutile de dire qu'à chaque contraction l'anesthésie était pratiquée, pour être suspendue alors que la contraction cessait.

L'enfant est bien constitué, 153 pulsations ; il n'a pas souffert.

La mère est délivrée dix minutes après ; elle est et reste calme, rien chez elle n'exprime ni la douleur ni la fatigue ; il en sera ainsi jusqu'à sa sortie.

Tout se passe régulièrement pour la mère et pour l'enfant ; la mère nourrit. Elle sort le 25 du même mois, en très bon état ainsi que son garçon.

DIX-SEPTIÈME OBSERVATION.

18 février. — La femme J...., demeurant à Meaux, vingt-quatre ans, a déjà eu un enfant, entre à l'hôpital général à six heures et demie au matin. Depuis deux mois elle ressent dans le

ventre de très vives douleurs ; vers les derniers temps elle a pris des bains ; est faible.

Les douleurs d'accouchement ont commencé à trois heures du matin, intermittentes à des intervalles de vingt minutes environ ; les eaux ont coulé.

Sept heures. — Je suis près de la patiente ; depuis six heures le travail a marché vivement. Quand j'arrive la malade crie et s'agite ; le col est dilaté, un peu résistant ; la poche des eaux, à peine remplie, est appliquée sur la tête en présentation du sommet.

La contraction survenant, deux ou trois fois j'emploie légèrement le chloroforme : chaque fois la malade, soulagée, qui ne souffre même plus, apprécie très bien l'action de l'anesthésique, et dit que ce qu'elle respire fait cesser la douleur, sans faire cesser le travail.

Ainsi que pendant la nuit, les contractions reviennent à des intervalles éloignés, sont peu efficaces, ce n'est donc pas à l'anesthésie qu'il faut attribuer ce qui se passe.

Huit heures. — 1 gramme d'ergot produit peu d'effet ; jusqu'à neuf heures et demie les douleurs sont presque nulles, éloignées, peu actives ; la poche des eaux s'est remplie, elle a été ouverte sans solliciter le travail ; pendant tout ce temps nous n'avons pas pratiqué l'anesthésie.

Neuf heures et demie. — Le travail se ranime, la tête a marché, elle est descendue dans le petit bassin. Avec ces phénomènes, les cris, l'agitation arrivent pour céder à l'anesthésie lors des contractions.

Dix heures cinq minutes. — L'accouchement a lieu sans douleurs ; la femme a senti son enfant passer, mais n'a pas souffert.

L'enfant est bien portant ; 154 pulsations.

La mère est délivrée naturellement dix minutes après ; elle ne se plaint pas de coliques, et n'en ressentira pas pendant son séjour à l'hôpital ; malgré l'état de souffrance dans lequel elle était à son entrée, sa figure est calme, reposée, et restera telle.

La sécrétion du lait, l'allaitement, tout se passe régulièrement, sans accidents ; la physionomie fraîche et riante de la femme J... indique assez le bien-être qu'elle nous dit avoir ressenti dans sa couche et après. Elle n'a pas eu de coliques ; sort très bien portante, ainsi que son enfant, le 29, onze jours après son entrée à l'hôpital.

DIX-HUITIÈME OBSERVATION.

20 février. — La femme B...., demeurant à Meaux, trente-cinq ans, a eu dix enfants ; entre à l'hôpital général à neuf heures du soir. Il y a six semaines qu'elle a été malade ; à peine remise, elle est encore faible.

La nuit précédente et la veille, toute la journée, elle a perdu de l'eau, elle a souffert sans se plaindre. A son entrée le travail n'est pas encore commencé ; ce n'est que peu d'instants après qu'il se déclare, pour ne plus s'arrêter : c'est ce que m'a dit la sage-femme à mon arrivée.

Onze heures. — Je suis près de la patiente. Le travail a marché : le col, dilaté, ramolli, donne passage à une poche peu volumineuse, contenant peu de liquide ; la tête est encore très haut ; la malade ne se plaint pas, et néanmoins accuse de fortes douleurs.

Minuit un quart. — La poche des eaux plus prononcée, est ouverte artificiellement ; la tête est au détroit supérieur en présentation du sommet : les douleurs deviennent plus vives, la femme le témoigne moins par ses plaintes que par son agitation. Prévenue contre l'anesthésie, quoique désireuse d'être soulagée, elle témoigne quelque appréhension, alors que nous nous approchons avec notre petit appareil ; bientôt rassurée, et soumise à de légères atteintes du chloroforme qui la calment, elle prend confiance, et se laisse anesthésier, ainsi que nous le pratiquons d'ordinaire. Après quelques épreuves, elle nous demande elle-même de la soulager, une fois qu'avec intention nous nous abstenions.

La douleur est calmée sans que le travail soit entravé, la femme nous l'assure, en nous remerciant, et nous disant, parlant du chloroforme; « Je m'en trouve bien heureuse. » De sa part cet aveu a quelque valeur : on n'a pas oublié qu'au début, elle repoussait l'anesthésie. Les choses vont ainsi jusqu'à une heure et demie. L'accouchement a lieu sans douleur; le cordon, passé autour du col de l'enfant, a dû être dégagé, la femme a eu conscience de cette petite manœuvre, mais n'a pas souffert.

L'enfant est bien portant; la mère est délivrée naturellement; elle accuse des coliques, mais de beaucoup moins fortes que celles des autres couches, qui étaienl excessives, et qu'elle redoutait grandement. L'espoir d'en être délivrée l'a fait surtout consentir à l'anesthésie; aujourd'hui les coliques sont très supportables.

Le jour même je fus appelé dans la maison pour un autre accouchement. La femme B... me dit que les coliques, toujours fort adoucies, avaient persisté, que chacune d'elles amenait un caillot de sang au dehors, qu'elle perdait cette fois plus de sang qu'à ses autres couches.

Quoique l'accouchement pour lequel j'avais été mandé fût trop prompt et donnât trop peu de douleurs pour que l'emploi de l'anesthésie pût être justifié, un gramme de chloroforme dont je ne me servis pas, fut jeté sur l'éponge, l'odeur s'en répandit dans la salle; un quart d'heure après, à peine, la femme B..., sans qu'elle fut sollicitée à cet égard, nous dit d'elle-même que depuis qu'elle sentait le chloroforme les coliques avaient cessé, et que la perte diminuait. Cet état se maintint pendant le temps que dura l'autre accouchement, et lorsque nous nous retirâmes, nous laissâmes à la garde, femme prudente et expérimentée, l'ordre, si les coliques se reproduisaient, de promener à distance des narines une éponge légèrement chargée de chloroforme, ainsi qu'elle nous voyait faire. Trois fois pendant la nuit, l'anesthésie fut ainsi pratiquée avec le même résultat que celui observé la veille, et signalé par la femme elle-même.

Le lendemain matin pas de coliques, les lochies coulent à l'état normal ; depuis pas d'accidents.

La sécrétion du lait, l'aillaitement se font naturellement; rien n'entrave le rétablissement de la patiente, qui garde constamment une physionomie calme, reposée, riante ; elle sort le 28 au matin, septième jour, très bien portante, et se promettant de réhabiliter le chloroforme injustement méprisé, dit-elle : c'est son expression.

DIX-NEUVIÈME OBSERVATION.

25 février. — Madame C...., femme d'un employé du chemin de fer, demeurant à Meaux, âgée de vingt-quatre ans, d'une constitution sanguine, très impressionnable, a déjà eu un enfant.

Le 24, toute la journée, elle souffre de petites douleurs, qui augmentent à partir de sept heures du soir ; à onze heures la sage-femme, Mme PIERRE, est appelée.

Dilatation de six lignes de diamètre; pas de poche des eaux, Mme C.... a perdu du liquide toute la journée.

De onze à trois heures le travail s'est fait, mais lentement, avec de l'agitation, des plaintes, des cris même. La partie du sac amniotique qui est au-devant de la tête, s'est remplie, une poche des eaux s'est formée. La dilatation du col a marché.

Trois heures et demie. — J'arrive près de la patiente, j'entends ses cris de la rue, et d'assez loin ; elle s'agite en effet, et se plaint très fort. Aussitôt mon arrivée, Mme PIERRE ouvre la poche des eaux; la dilatation n'est pas encore complète.

A partir de ce moment le travail s'accélère, avec redoublement d'agitation et de cris. Mme C...., malgré ce qu'elle dit éprouver, hésite à se laisser anesthésier; cependant l'anesthésique, employé à distance et avec ménagement, agit, et le calme qu'elle en éprouve rassure la malade, qui, confiante alors, peut en toute liberté apprécier les effets du chloroforme, et nous en rendre compte. Selon elle, donc, avec l'anesthésie la douleur cesse, mais le travail ne s'arrête pas. « Je sens, dit-elle, que ça me pousse dans le ventre, mais je ne souffre pas, et je pousse à mon aise. » Une fois qu'avec intention je n'avais pas suspendu la douleur, au milieu de la contraction, la malade, s'adressant à moi avec impatience, et d'un ton de reproche, me dit : « Pourquoi ne me le donnez-vous pas, vous voulez donc que je souffre à présent? »

Avec l'anesthésie, l'agitation, la plainte cessent, et si Mme C... crie, car elle crie encore très vigoureusement, elle nous assure ne pas savoir pourquoi, car elle ne souffre pas : il lui semble qu'elle pousse mieux quand elle crie. En effet, elle seconde activement le travail, et cela d'autant mieux qu'elle n'a pas de douleurs.

Les choses se passent ainsi jusqu'à six heures du matin. A la dernière contraction, la mère, plus fortement anesthésiée, ne sent pas la tête passer à la vulve; seulement les épaules, étant placées transversalement, ont dû être ramenées à leur direction normale; elle a eu conscience de la petite manœuvre qui a été faite, mais n'a pas réellement souffert.

L'enfant est fort, bien portant; la mère est délivrée naturellement dix minutes après.

Mme C... se félicite d'avoir consenti à être anesthésiée; elle nous remercie de la douleur qu'elle n'a pas eue; Mme C... a quelques coliques mais très légères; elle se sent beaucoup plus forte qu'à sa première couche, dont elle avait été très fatiguée; n'était la recommandation expresse de la sage-femme, elle se leverait dès le cinquième jour, car elle n'a pas la moindre fatigue, elle se rétablit très promptement; elle nourrit. Dès le 6 mars elle est à son ménage, tout va bien.

VINGTIÈME OBSERVATION.

2 mars. — La fille Palmyre C..., vingt-un ans, de la commune de Bassevelle, arrondissement de Meaux, primipare, est depuis quelque temps à l'hôpital, attendant de jour en

jour sa délivrance. D'un tempérament éminemment sanguin, elle a éprouvé quelques accidents congestionnaires; le 1er mars, au matin, elle est saignée. Le soir, elle éprouve des douleurs qui durent toute la nuit, et sont assez vives pour nécessiter la présence de la sage-femme. Le 2, au matin, je touche : la dilatation est large à peine comme une pièce de cinquante centimes, pas de poche des eaux; douleurs sourdes. Cet état se prolonge jusque vers midi et demi.

Vers une heure, le travail paraît s'établir, les douleurs sont plus vives ; le col se dilate sans que la poche des eaux se forme : le liquide amniotique aura coulé, sans que la fille C..., primipare, s'en soit rendu compte. Le travail, néanmoins, marche lentement; à deux heures et demie on donne 1 gramme de seigle ergoté, mais sans résultat bien marqué. Tel est le rapport de la sage-femme alors qu'à trois heures et demie j'arrive près de la patiente.

Dilatation complète du col effacé, pas de poche des eaux; la tête, en présentation du sommet, est au détroit supérieur, près de s'engager; douleurs à longs intervalles, peu efficaces, bien que la patiente, qui ne crie pas, accuse une forte souffrance, à la fois par ses plaintes sourdes, et par l'expression de sa physionomie, qui se contracte fortement à chaque douleur.

J'applique le chloroforme, la malade en ressent immédiatement les effets; la douleur est calmée, sans que le travail, peu actif déjà par lui-même, en soit atténué; la fille C... le dit d'elle-même. Après plusieurs épreuves dans lesquelles elle établit très bien qu'elle sent, mais ne souffre pas, elle croit pouvoir affirmer que le travail est plus fort qu'avant; elle se plaint moins; sa physionomie, devenue calme a perdu le caractère que lui imprimait la souffrance au commencement du travail; elle n'a pas d'agitation, et si elle se plaint, c'est qu'elle croit aider à la force qui la pousse.

A chaque contraction les mêmes phénomènes se répètent : le travail, malgré tout, reste languissant, la tête descend dans le petit bassin. Il faut se rappeler que la fille C... souffre depuis vingt-quatre heures, qu'elle a été saignée la veille; elle a pris à peine un potage depuis ce temps.

A quatre heures et demie, pour relever les forces, je fais donner du vin chaud sucré. Le travail paraît se réveiller, quelques contractions plus fortes arrivent, dans lesquelles l'anesthésie produit l'effet déjà signalé ; le travail s'avance, quoique lent, il doit se terminer prochainement.

Cinq heures. — Appelé en ville par un accident qui ne me permet pas de donner à la patiente quelques instants de plus, je prie, en la quittant, Mme PIERRE, femme capable et expérimentée, qui, du reste, m'a constamment suivi dans l'emploi que j'ai fait du chloroforme, de vouloir bien remarquer pendant combien de temps durera l'imprégnation anesthésique dans laquelle je laisse la patiente, et si les douleurs dernières qui vont venir en recevront quelque modification. Voici ce qui me fut rapporté : Dix minutes à peine après mon départ, deux contractions énergiques, rapprochées, terminèrent l'accouchement sans cris, sans agitation ; la fille C... dit n'avoir pas eu de grandes douleurs, sa physionomie l'indiquait assez ; l'action du chloroforme s'était prolongée.

L'enfant est bien portant ; la mère est délivrée naturellement ; Elle ne nourrit pas, la suppression du lait a lieu sans accidents. La fille C... sort le 9 mars, en très bon état, ainsi que son enfant, sans avoir rien éprouvé de particulier.

De tout ce qui précède, raisonnement et faits, il résulte, nous le croyons au moins, que dans l'accouchement naturel simple l'anesthésie est non seulement licite, mais encore sans dangers, sans inconvénients même ; elle offre, en outre, à certains points de vue, des avantages réels qui, en légitimant son emploi, lui donnent en obstétrique un droit de cité que généralement en France, on lui dénie à tort, que nous lui reconnaissons pour notre part, en ne le bornant pas aux exceptions dans lesquelles elle est admise aujourd'hui seulement.

Examinons maintenant les préceptes donnés par ceux qui avant nous se sont occupés de ce point de doctrine obstétricale ; nous dirons ensuite ce que nous faisons, et ce que nous croyons pouvoir conseiller.

Les données pratiques établies par Simpson, mieux formulées par Beatty, nous paraissent justes et applicables dans la très grande majorité des cas ; notre expérience nous le dit, les aveux de Buisson, le silence même de Chailly à cet égard, nous le confirment.

Simpson, qui le premier employa le chloroforme dans l'accouchement naturel simple, l'administre de prime-saut et à pleine dose (*with a full dose*); puis au retour de chaque contraction, il prescrit de légères inhalations, qu'il maintient quand la tête approche de la vulve, et alors que celle-ci est franchie ; il recommande de ne jamais aller jusqu'à l'anesthésie complète, avec respiration stertoreuse, etc. Inspirations brusques et fortes au début, puis légères et intermittentes pendant le reste du travail, telle est sa méthode : il y a là quelque chose d'analogue à l'état de tolérance auquel le chirurgien de Saint-Antoine, M. Chassaignac, amène ses malades. Simpson a remarqué que parfois les contractions s'arrêtaient aux atteintes du chloroforme, pour reparaître promptement, et presque toujours plus énergiques ; nous l'avons également observé. Inexpliqué tout d'abord, ce fait, dont on se rend très bien compte aujourd'hui, a permis dans les premiers temps de croire à la cessation, par l'anesthésie, du travail, qui n'était que momentanément suspendu pour reprendre bientôt après, et plus vivement peut-être.

Beatty emploie le chloroforme chez toutes les femmes indistinctement ; il tient compte cependant des idiosyncrasies, de l'impressionnabilité à l'agent anesthésique, propre à certains individus, et de l'état réfractaire de certains autres. — Il établit avec raison la distinction entre l'anesthésie obstétricale et l'anesthésie chirurgicale, au point de vue pratique ; la première calme la douleur qui existe, la seconde éteint la sensibilité pour prévenir une douleur qui s'apprête : différence énorme ! — Il recommande, et sur ce point, comme en beaucoup d'autres, nous sommes complétement d'accord avec lui, une administration légère, progressive, de vapeurs anesthésiques, qui conduiront utilement la femme en travail, à un état de calme et d'absence de douleur qui permettra au travail de se faire régulièrement. — Il s'abstient de l'anesthésie tant que le col n'est pas suffisamment dilaté, que la poche des eaux n'est pas ouverte, jusqu'à ce que la femme s'inquiète, s'agite ; en un mot, que les fortes douleurs se prononcent. — Au dernier moment, il augmente l'anesthésie, sans aller jusqu'à l'insensibilité ; il cite néanmoins plusieurs accouchements dans lesquels les douleurs ultimes n'ont pas été perçues ; quelques femmes ont accouché sans le sentir : la femme *sait avoir une douleur, mais ne souffre pas.* — Le premier effet de l'anesthésie, dit-il, est de calmer les douleurs de reins si insupportables, et dont la femme en travail se plaint tant. — Quelques femmes dorment dans l'intervalle des douleurs ; ce repos est favorable, et ne doit pas être confondu avec l'assoupissement et l'insensibilité anesthésiques.

Beatty paraît avoir renoncé à l'emploi simultané du chloroforme et du seigle ergoté.

Moins absolu que Simpson, d'accord sur les points qui précèdent avec le chirurgien de Dublin, nous allons à notre tour dire ce que nous avons observé, ce que nous avons fait, et ce que nous conseillons ; d'autres poseront la règle.

Ce n'est pas assurément chose indifférente que d'anesthésier son semblable ; l'esprit le plus confiant en lui-même, éprouve un sentiment d'hésitation, d'appréhension même, qui cède bientôt à l'espoir d'être utile, et de soustraire un être souffrant à la douleur. Si ce que nous exprimons ici est vrai pour le chirurgien, combien cela n'est-il pas plus sensible encore en obstétrique ! Là, en effet, l'action de l'anesthésie est complexe, et se reflète sur deux êtres à la fois ; aussi n'est-ce jamais qu'avec gravité, avec l'idée toujours présente de la responsabilité qu'il assume, que l'homme de l'art soumettra la mère en travail d'enfantement, à l'action du chloroforme, et jamais sans l'y avoir préparée par quelques mots qui la rassurent et la persuadent.

Arrivé près de la femme qui souffre, le médecin doit s'assurer du point où en est le travail, afin de ne pas s'en laisser imposer par des plaintes souvent exagérées, et d'éviter d'employer prématurément l'anesthésie, avant l'ouverture de la poche des eaux, avant, en un mot, que le travail préliminaire de l'accouchement n'ait bien marqué le moment où vont commencer les douleurs réellement expultrices, moment auquel, à quelques exceptions près, comme dans les observations 14 et 17, l'anesthésie doit seulement être mise en usage ; explorer le pouls qu'il est bon de connaître à l'état normal, et préalablement à l'anesthésie dont il servira à suivre les phases durant le travail. Avant de recourir au chloroforme, laisser la douleur s'établir, afin de se rendre compte des effets physiologiques qu'elle détermine chez la patiente, afin aussi que celle-ci, comparant l'état anesthésique à l'état obstétrical ordinaire, puisse prendre confiance, et se livrer sans réserve au médecin : cette confiance que nous réclamons, importe aux résultats de l'anesthésie, et aussi à son innocuité. Comme en chirurgie, n'employer le chloroforme que mélangé dans de fortes proportions à de l'air atmosphérique. Ne pas porter l'agent anesthésique brusquement sur les narines et la bouche, mais progressivement, de loin d'abord, en se rapprochant ensuite ; l'anesthésie devant peut-être se répéter durant un temps plus ou moins long, il est bon de ne pas ébranler le système nerveux par un choc subit ; il est sage de l'habituer lentement au contact de l'agent anesthésique ; ne jamais oublier qu'en anesthésie, il vaut mieux rester en deçà, qu'aller au delà : suspendre l'anesthésie dans l'intervalle des douleurs, la renouveler, quand celles-ci reparaissent au bout d'un certain temps. Il résulte de ces applications répétées du chloroforme, un état général, ou d'imprégnation, qui fait qu'à chaque contraction qui suit, une faible dose de chloroforme seulement est nécessaire pour amener la mère à un degré suffisant d'anesthésie. Adresser souvent à la femme en travail des questions à elles relatives, qui devront avoir un but, et seront posées de manière que, par ses réponses, elle fasse apprécier exactement ce qu'elle ressent, partant l'état d'anesthésie où elle se trouve; moyen de contrôle facile, efficace, de tous les instants, qui suffira toujours, et ne donnera pas au danger le temps de naître. Au dernier moment, le médecin pourra, sans risques pour la mère ni pour l'enfant, employer le chloroforme à plus haute dose, et la douleur étant plus forte, augmenter l'insensibilité; cet effet sera instantané, comme le fait auquel il s'adresse, puisque la vulve une fois franchie, l'anesthésie, qui n'aura plus de motifs, ne devra plus être maintenue et cessera d'elle-même.

Il est sans doute en ceci, comme en toutes choses humaines, des circonstances imprévues qui ne permettent pas toujours de tracer par avance, et pour tous les cas, la règle à suivre : l'habitude de l'anesthésie, la connaissance des phénomènes ordinaires de l'accouchement, la constitution de la femme dont en obstétrique l'étude n'est pas indifférente, permettront alors au praticien éclairé et attentif de modifier utilement l'emploi de l'anesthésie selon les individus et les faits.

Ceux qui auront lu les observations que renferme notre travail, auront déjà une idée de notre manière d'employer le chloroforme ; quelques mots néanmoins à ce sujet. Notre appareil, très simple, consiste en un cornet de papier, qui reçoit une éponge ou du coton sur lequel est versé le chloroforme ; ce petit appareil n'est pas embarassant, et se confectionne facilement partout. Nous employons l'anesthésie progressivement, ainsi que nous l'avons déjà dit, la suspendant après chaque contraction pour la reprendre alors qu'elle reparaît, mais en quantité proportionnée à la tolérance de la femme; cette tolérance nous a permis de laisser parfois passer deux contractions sans avoir recours à l'anesthésie, et sans que la patiente accusât de la douleur. En général, la femme indique très bien par ses gestes ou par ses paroles, soit encore par ses impatiences à réclamer le chloroforme, si l'anesthésie est suffisante, et si l'on doit s'arrêter ou passer outre. Nous interrogeons souvent le pouls, à presque toutes les contractions même : l'état de la circulation a toujours été pour nous un guide précieux. Nous n'employons le chloroforme que mélangé d'air et à distance, réservant pour la fin du travail et pendant quelques instants seulement, de l'appliquer d'une manière plus rapprochée, plus énergique. Nous n'avons jamais usé plus de 32 grammes de chloroforme pour un accouchement; en calculant ce qui se perd par la volatilisation, nous estimons à 10 grammes environ ce qu'en moyenne une femme absorbe pour être utilement anesthésiée. Pendant le cours ordinaire du travail (c'est toujours de l'accouchement naturel simple qu'il s'agit), nous avons habituellement suffi seul aux besoins de l'anesthésie, comme aux indications obstétricales (il n'en devra jamais être ainsi dans l'accouchement laborieux) ; cependant, aux dernières contractions, lorsque les efforts de la mère réclamaient spécialement notre ministère pour elle et pour son enfant, nous augmentions momentanément la dose du chloroforme, et nous confiions l'appareil anesthésique, dont nous surveillions l'emploi, à la garde, ou à toute autre personne intelligente présente à l'accouchement, et qui nous avait vu faire ; nous n'avons jamais regretté d'avoir agi ainsi.

Dans ce qui vient d'être dit en dernier lieu, et dans ce qui va suivre, on trouvera, nous l'espérons du moins, un exposé clair et suffisant de notre pratique, comme aussi de nos doctrines en matière d'anesthésie dans l'accouchement naturel simple ; nous ajoutons donc :

Il est dans l'anesthésie un point qu'on peut appeler obstétrical, placé entre l'excitabilité et la résolution, qui permet, sans danger pour la mère ni pour l'enfant, de généraliser dans l'accouchement naturel simple l'emploi du chloroforme, pour soustraire la femme à la douleur.

A ce point de l'anesthésie, la mère en travail voit, entend, parle, est en rapport avec ce qui l'entoure, a le sentiment de la contraction utérine qui la domine, qu'elle aide même pour expulser l'enfant, et ne souffre pas. Simpson, Beatty, les premiers, ont démontré ce fait pratiquement.

Limitée à ce point, l'anesthésie n'entrave pas le travail de la parturition : il y a plus, l'absence de la douleur permet à la femme de seconder plus librement, partant plus activement, la contraction devenue indolente, et qui n'est plus un obstacle, comme cela arrive souvent, aux efforts de la mère.

En deçà de ce point, l'excitabilité générale que développe l'anesthésie peut servir à éveiller, à activer le travail ; au delà se trouve la résolution avec toutes ses conséquences possibles, c'est-à-dire le danger.

Au lieu de s'agiter, la femme anesthésiée reste pendant le travail tranquille sur son lit, sans avoir besoin d'être maintenue, ni aidée de ces soins de convention, la plupart du temps inutiles, et qui fatiguent plus ceux qui les donnent, qu'ils ne soulagent celle qui les reçoit.

Si d'ordinaire la figure calme, reposée de la patiente, exprime l'absence de la douleur ; si la femme affirme ne pas souffrir, il arrive pourtant que parfois elle se plaint, crie même assez fort ; on serait porté à croire à l'inefficacité de l'anesthésie, mais il ne faut pas se laisser tromper par ces apparences ; car toujours la patiente interrogée dit n'avoir pas souffert ; en se plaignant elle cède à quelque chose d'instinctif pour aider à ce qu'elle appelle une *douleur*, et qui n'est qu'une *contraction;* elle a fait effort sans pouvoir s'empêcher de crier, elle a senti seulement ce qui la poussait. La 19e observation fournit un exemple remarquable de ce que nous avançons ici.

Le travail n'est pas entravé : sur les vingt cas qui nous sont personnels, et que nous rapportons, voyons combien de temps après la première inhalation du chloroforme a duré l'accouchement, et combien de fois aussi l'emploi de l'ergot a été nécessaire :

Moins d'une heure.	2
Une heure	1
D'une heure à deux	5
Deux heures.	4
De deux à trois.	3
Trois heures.	2
Trois à quatre	3
	20

L'ergot employé quatre fois avant l'inhalation, ne l'a été qu'une fois après, et encore pour des motifs inhérents à la femme elle-même, plutôt que par toute autre cause : ce n'est pas assurément sans motifs que Beatty a renoncé à l'usage simultané de l'ergot et du chloroforme, qu'il recommandait dans son premier mémoire, et dont il ne parle plus dans son second.

Dans les quatre cinquièmes des cas, la mère, après l'accouchement, n'a pas eu de coliques ; encore sont-elles très atténuées quand elle en ressent ; à peine fatiguée par la couche, elle se rétablit plus promptement, l'allaitement n'est pas entravé. Notre pratique a confirmé complétement pour nous, en ces divers points, les assertions de Simpson et de Beatty.

En somme, l'anesthésie dans l'accouchement naturel simple, pratiquée ainsi que nous avons dit qu'elle devait l'être, n'est nuisible ni pour la mère ni pour l'enfant, et n'a pas d'influence sur l'état général de l'un ou de l'autre ; deux enfants seulement sur vingt sont morts peu d'instants après leur naissance, l'un par faiblesse native, le second par suite de compression cérébrale pendant le travail ; dans les deux cas l'anesthésie avait été peu profonde ; on ne peut donc lui imputer ces deux accidents.

Nos observations ont encore confirmé ce que nous disions

au commencement de ce travail, des accidents immédiats qu'on objectait théoriquement à l'anesthésie obstétricale ; la résolution seule peut amener l'*inertie de la matrice;* le point obstétrical étant en deçà de la résolution, la contraction musculaire persiste, l'inertie ne peut donc se produire ; rien ne nous a démontré que la *déchirure du périnée* dût avoir lieu sous l'influence de l'anesthésie, d'ailleurs comment l'expliquer ? Si l'anesthésie va jusqu'à la résolution, le plancher périnéal cède et se dérobe à la pression de la tête ; si au contraire l'anesthésie est maintenue au point obstétrical, la contractilité musculaire n'est pas modifiée, la sensibilité seule est atténuée ; tout alors, quant au périnée reste dans l'état normal.

Un seul fait (18e obs.) a présenté quelque chose du côté de la circulation qui pourrait, à la rigueur, être rattaché à l'*hémorrhagie utérine ;* l'anesthésie, en ce cas, en calmant les coliques, a mis fin à cette espèce de perte active. Reste l'*éclampsie ;* les observations 3, 4, 5 et 10 démontrent que l'anesthésie a atténué des accidents nerveux primitifs ou consécutifs ; loin donc de redouter que l'anesthésie n'amène l'éclampsie, nous croyons au contraire qu'elle est de nature à la prévenir, et qu'en maîtrisant les accidents nerveux, elle permet de maintenir, de ramener au besoin, et de terminer enfin à l'état simple, un travail qui, abandonné à lui-même, aurait peut-être nécessité des manœuvres ou des opérations.

A l'idée qu'on a dû se faire, par tout ce qui précède, de l'accouchement naturel simple sous l'influence de l'anesthésie, qu'on oppose le tableau qu'en a tracé, à l'état ordinaire, un des meilleurs observateurs de notre époque, Nœgele de Heidelberg, et qu'on dise si nos efforts, pour tirer de l'oubli l'anesthésie dans l'accouchement naturel simple, ne sont pas surabondamment justifiés.

Est-ce à dire que l'anesthésie appliquée utilement et sans dangers à l'accouchement naturel simple, doive être accessible à tous ceux qui se livrent à la pratique des accouchements? Assurément non ; nous pensons que, malgré tous ses avantages, l'anesthésie doit être interdite aux sages-femmes ; qu'elle serait logiquement assimilée aux opérations chirurgicales, que la loi ne permet pas à tous les agents médicaux, en dehors de certaines conditions. La femme qui n'est pas anesthésiée ne court que les risques communs à l'accouchement ; le chloroforme ici n'a donc qu'un avantage relatif, en vue duquel on ne doit pas solliciter le danger ; mieux vaut s'abstenir que nuire ; le défaut de savoir en ce cas pourrait être fatal.

Il nous eût été facile sans doute, à l'aide des travaux de Flourens, de Longet, et des autres physiologistes, de rechercher le rôle que jouent, dans les divers degrés de l'anesthésie, les différentes parties constituantes du cerveau et de la moelle épinière, pour établir ensuite des rapports entre les organes et les phénomènes auxquels ils président ; mais les faits ont par eux-mêmes une valeur à laquelle la science spéculative ajoute peu ; nous n'avons voulu faire et nous n'avons fait que de la pratique. Avons-nous bien observé, nos déductions sont-elles justes, avons-nous, en un mot, par les faits et le raisonnement, justifié l'anesthésie dans l'accouchement naturel simple ? Voilà toute la question.

N'est-il pas, dira-t-on peut-être encore, intempestif, téméraire même aujourd'hui, nonobstant les faits malheureux qui viennent tout récemment de réveiller les répulsions du public, d'accroître les méfiances du corps médical à l'endroit du chloroforme, de poser comme principe l'emploi constant et régulier en obstétrique d'un agent ausssi dangereux, et cela, dans une des circonstances les plus graves de la vie, dans un acte physiologique qu'il modifie seulement, pour détruire un de ses effets normaux, *la douleur*, phénomène le plus souvent inoffensif ?

Loin de s'arrêter à de telles considérations, maîtrisant au contraire la prévention, le médecin doit au caractère professionnel dont il est revêtu, de prémunir les autres par son exemple, contre la contagion de la peur exagérée ou irréfléchie, et de ne déserter la lutte que lorsque l'innocuité des moyens qu'il emploie cessera d'être évidente pour lui. Les acides cyanhydrique, arsénieux, la morphine, le bistouri, lui-même, etc., n'ont ils pas leurs périls, que la prévoyance humaine ne peut pas toujours conjurer? Faut-il donc rayer les premiers de la thérapeutique, et chasser l'autre de l'arsenal de la chirurgie?

Pour nous, fort de l'expérience des autres, fort aussi de notre pratique personnelle, d'accord avec MM. Baudens et Hervez de Chégoin, nous affirmons à nouveau qu'en obstétrique comme en chirurgie, on peut toujours, se tenant en deçà de la résolution anesthésique, arriver sans danger à l'abolition de la douleur : l'innocuité est là dans l'un et l'autre cas. Et c'est alors qu'en toute sécurité vraiment, on pourra répéter le mot de M. Sédillot si cruellement démenti par les faits : *Le chloroforme pur ne tue jamais.* C'est alors aussi que la médecine, à son tour s'appropriant l'anesthésie, pourra même dans les affections aiguës, comme on l'a fait déjà pour la pneumonie, combattre utilement l'*élément douleur*, dont le rôle est si puissant dans les maladies, ouvrant ainsi un large champ à l'observation, agrandissant en même temps le domaine de la thérapeutique.

FIN.

www.ingramcontent.com/pod-product-compliance
Ingram Content Group UK Ltd.
Pitfield, Milton Keynes, MK11 3LW, UK
UKHW020425230726
13925UKWH00004B/1612